Gotved

**Erfolgreiche Hilfen gegen
Harninkontinenz**

Helle Gotved

Erfolgreiche Hilfen gegen Harninkontinenz

- Warum Frauen besonders betroffen sind
- Wie Sie Ihren Beckenboden stärken
- Wirksame und sichere Tipps für den Alltag

Aus dem Dänischen von Dr. Erika von Herbst

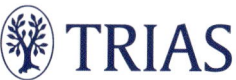

Leserservice:

Wenn Sie Fragen oder Anregungen zu
diesem Buch haben, schreiben Sie uns:
TRIAS Verlag
Postfach 30 05 04
70445 Stuttgart
Oder besuchen Sie uns im Internet:
unter www.trias-gesundheit.de

Programmplanung:
Sibylle Duelli

Außenlektorat:
Annerose Sieck

Zeichnungen: Seiten 18, 25, 47, 58–64:
von Viorel Constantinescu nach Vorlagen von
Liane und Friedrich Hartmann; alle übrigen
Zeichnungen von Claudia Arend

Umschlaggestaltung:
Cyclus · Visuelle Kommunikation, Stuttgart

Umschlagbild vorn: Mauritius; hinten: Corbis

Titel der Originalausgabe:
Baekkenbundens optraening
by Helle Gotved
© 1979 Munksgaard,
Copenhagen/Denmark

Übersetzt aus dem Dänischen von
Dr. Erika von Herbst

*Bibliografische Information Der Deutschen
Bibliothek*
Die Deutsche Bibliothek verzeichnet diese
Publikation in der Deutschen Nationalbiblio-
grafie; detaillierte bibliografische Daten sind
im Internet über http://dnb.ddb.de abrufbar

© 1999 Georg Thieme Verlag, Stuttgart
© 2003 TRIAS Verlag in MVS Medizinverlage
Stuttgart GmbH & Co. KG
Printed in Germany
Satz: Fotosatz H. Buck, Kumhausen
Druck: Gulde-Druck, Tübingen

Gedruckt auf chlorfrei gebleichtem Papier

ISBN 3-8304-3014-0   1 2 3 4 5 6

Zu diesem Buch

Die Übersetzung des vorliegenden Buches in meine deutsche Muttersprache erlaubte mir die Fortsetzung meiner langjährigen Beschäftigung mit dem Problem der leider nur allzu häufig zu schwachen weiblichen Beckenbodenmuskulatur. Als ich vor Jahren in der gynäkologischen Praxis meines Mannes zu arbeiten begann, schien mir Harninkontinenz noch kein sehr häufiges Leiden zu sein, und es dauerte ziemlich lange, bis mir klar wurde, dass viele Frauen zwar darunter litten, aber schwiegen, nicht nur aus Schamgefühl, sondern hauptsächlich, weil sie dachten, dass sich dagegen nichts unternehmen ließe – außer einer Operation, die man verständlicherweise so lange wie möglich vermeiden wollte.

Nicht zu verbergen waren hingegen die verschiedenen Formen von Organsenkungen und Gebärmuttervorfall, die auch mit einem zu schwachen Beckenboden zusammenhängen. Der Aufforderung zu »Kneifübungen« vonseiten des Arztes schienen die wenigsten Frauen nachkommen zu können. Auch ich verspürte mehr und mehr ein Gefühl der Macht- und Hilflosigkeit und des Nicht-helfen-Könnens, bis ich das Buch von Helle Gotved entdeckte. Hier fand ich endlich eine plausible Erklärung für diese Problematik. Hier wurden diese »verborgenen Muskeln« anschaulich dargestellt, hier fand sich eine gut durchdachte Anleitung, wie man sie in den Griff bekommen und trainieren kann!

Augenblicklich beschloss ich, den Leiden, die ich bei so vielen Patientinnen gesehen hatte, bei mir selbst und vielen anderen Frauen so gut wie möglich vorzubeugen und den bereits Betroffenen Mut zu machen, die Behandlung energisch anzugehen. Selbst wenn der Prozess zu weit fortgeschritten und eine Operation unvermeidlich ist, sind Frauen, die vorher und nachher fleißig trainieren, wesentlich besser gestellt.

Wichtigste Botschaft dieses Buches scheint mir die Aufforderung zu sein, dass wir Frauen die Probleme mit unserer
Beckenbodenmuskulatur als unsere eigenen erkennen sollen, dass wir selbst es sind, die Schäden sowohl vorbeugen,
sie ausbessern wie auch heilen können. Darum geht das
Thema alle Frauen an, gleich welchen Alters sie sind. Denn
auch vorhandene Kräfte müssen trainiert werden, damit
sie erhalten bleiben.

Die routinemäßige Kontrolle des Zustandes und der Funktion der Beckenbodenmuskulatur sollte also bei keiner
gynäkologischen Untersuchung fehlen.

Erfreulicherweise scheint sich in den letzten Jahren das auf
dem Thema Harninkontinenz lastende Tabu gelockert zu
haben. Einerseits bringen immer mehr Frauen den Mut
auf, offen über ihre Probleme zu sprechen – sowohl ihrem
Arzt gegenüber wie auch mit anderen Frauen. Andererseits
sind auch die Ärzte hellhöriger und aufmerksamer geworden, sprechen das Leiden häufiger an und schreiben bereit-
williger Überweisungen zu Fachkollegen und Spezialklini-
ken. Dort geht man in erster Linie nach dem so genannten
»Minimal-Care«-Prinzip vor, d. h. man konzentriert sich auf
die Abklärung der Symptome und Maßnahmen, die auf alle
Fälle vor einer eventuellen Operation ergriffen werden sollten, wie z. B. Blasen- und Beckenbodentraining oder lokale
Hormontherapie.

Unsere skandinavischen Nachbarn sind uns im Umgang
mit der Harninkontinenz ein Stück weit voraus. In Däne-
mark und Schweden werden bereits Fortbildungskurse für
Krankenschwestern zu speziellen Urotherapeutinnen an-
geboten, deren späteres Aufgabenfeld in Inkontinenzklini-
ken und/oder gynäkologischen/urologischen Krankenhaus-
abteilungen liegt. An Abend- und Volkshochschulen werden immer häufiger Beckenbodentraining-Kurse angebo-
ten, und hier und dort finden sich Selbsthilfegruppen zusammen. Es existiert auch eine Patientenvereinigung für
Inkontinente, die ein Informationsblatt für Mitglieder und
allgemein praktizierende Ärzte herausgibt, Telefonbera-
tung anbietet und im Internet zur Verfügung steht.

Man darf wirklich sagen, dass der verborgenen »Volks-krankheit« Harninkontinenz von vielen Seiten her der Kampf angesagt wurde.

Nun gilt es, diese verschiedenen Möglichkeiten zu nutzen. Dazu möchte ich alle Frauen, die an Harninkontinenz lei-den, ganz entschieden auffordern. Es liegt wirklich an uns selbst, ob wir uns mit einem Leiden abfinden wollen oder die Initiative ergreifen, um unsere Lebensqualität zu erhal-ten, zu verbessern oder in voller Stärke wieder zu gewin-nen. Möge das vorliegende Buch vielen Frauen ein guter Wegweiser sein.

Farum, im Dezember 2002   *Dr. Erika von Herbst*

Harninkontinenz:
ein gesellschaftliches Tabu

Herz-Kreislauf-Leiden, Osteoporose, Diabetes, Rheuma oder Krebs – über diese und andere Erkrankungen spricht man in unserer Gesellschaft völlig offen. Printmedien und Fernsehen berichten regelmäßig über neue Therapiekonzepte und Medikamente. Krankenkassen und Selbsthilfeorganisationen liefern reichlich Aufklärungsmaterial. Ganz anders sieht es bei der Harninkontinenz aus. Sie ist auch heute noch ein Tabuthema, über das die Betroffenen lieber schweigen. Obwohl die Erkrankung durch die zunehmende Lebenserwartung der Bevölkerung ganz neue Dimensionen annimmt, fällt sie auch zu Beginn des 21. Jahrhunderts unter das »Gesetz der Verschwiegenheit«, welches lautet: Ein Problem existiert nicht, wenn man nicht darüber spricht.

Obwohl immer mehr Menschen an Inkontinenz leiden, wird die Erkrankung tabuisiert.

Das Verschleiern der Realität hat jedoch zur Folge, dass die Problematik nicht gelöst wird. Die Anwendung dieses Gesetzes beruht möglicherweise darauf, dass die Erkrankung etwas Diskriminierendes hat. Und falls Sie auch nicht wissen, was mit Harninkontinenz gemeint ist, so ist das unter anderem auf das Gesetz der Verschwiegenheit zurückzuführen.

Ein Erwachsener kommt in große Verlegenheit und durchlebt kindliche Schamgefühle, wenn ihm etwas im wörtlichen Sinn »in die Hose« geht. Es ist entwürdigend für einen älteren Menschen, zu einem unselbstständigen Wesen degradiert zu werden, für dessen persönliche Hygiene andere sorgen müssen.

Aus falscher Scham fällt es vielen erwachsenen Frauen schwer, ihrem Arzt zu gestehen, dass sie »die Hosen nass machen« – das klingt wie ein privates Geständnis. Die Wortwahl spielt hier eine Rolle; es fällt einer Frau möglicherweise leichter zu sagen, dass sie an Inkontinenz leidet und über diese Fehlfunktion eine fachliche Beratung sucht.

Kurz gesagt: Das Thema dieses Buches ist Inkontinenz, also die Unfähigkeit, den Urin bewusst zurückzuhalten, so dass es zu unkontrolliertem Harnverlust kommt. Es geht allerdings auch um die Tabuisierung, die damit verbundene Diskriminierung und Demütigung im Alter.

Das vorliegende Buch will das Schweigen über dieses Thema brechen, die Diskriminierung abstellen und die Demütigung beenden. Es enthält außerdem eine praktische Anleitung zur Lösung des Problems. Diese besteht zum einen darin zu lernen, den Druck auf die Blase zu mindern und zum anderen in einem Training der Muskulatur des Beckenbodens. Die Beckenbodenmuskulatur ist ein wichtiger Faktor sowohl in Bezug auf Inkontinenz als auch hinsichtlich sexueller Probleme. Dies gilt allerdings nur bei der Stress- oder Belastungsinkontinenz, um die es in diesem Buch hauptsächlich geht.

Ein typisches Frauenleiden

Frauen fällt es aus Scham schwer, über ihre Erkrankung zu sprechen.

Bei einem gesundheitspädagogischen, interdisziplinären Kurs in meinem Gymnastikinstitut erhob sich die Frage, ob man sich in pädagogischer Hinsicht genügend um das Training des Beckenbodens bei Frauen kümmere. Von medizinischer Seite wurde vorgebracht, dass der Bedarf an einem solchen Training enorm sei. Inkontinenz bzw. unfreiwilliges Wasserlassen sei ein derart weit verbreitetes Problem, dass es angemessen wäre, Beckenbodenübungen als festen Bestandteil in den Gymnastikunterricht zu integrieren und sie nicht bloß in Kursen für Frauen, die gerade entbunden haben, anzubieten.

Den Gymnastiklehrerinnen wird man ihr mangelndes Wissen auf diesem Gebiet verzeihen müssen. Sie sind selbst wahrscheinlich so gut trainiert, dass sie das Problem persönlich gar nicht kennen und sie sich nicht ohne weiteres vorstellen können, wie sehr ihre Kurs-Teilnehmerinnen eines Spezialtrainings für die Beckenbodenmuskulatur bedürfen. Das Besondere an diesem Problem ist ja gerade, dass es verschwiegen wird: Die Frauen lassen kein Wort darüber fallen, weil sie sich schämen.

Allerdings ist in diesem Bereich in den letzten Jahren eine Wende zum Positiven eingetreten. In vielen Kursen gehört Beckenbodengymnastik heute zum Standardprogramm.

Um mir über das Ausmaß und die verschiedenen Aspekte des Problems mehr Klarheit zu verschaffen, habe ich es u. a. mithilfe von Fragebögen untersucht, die von 500 Teilnehmerinnen an Gymnastikkursen der Gotved-Schule beantwortet wurden. Das Alter der Teilnehmerinnen lag zwischen 20 und 80 Jahren. Sie stammten aus allen Gesellschaftsschichten und ihre einzige Gemeinsamkeit war der Wunsch nach einer besseren körperlichen Kondition.

Dass man das Problem der Harninkontinenz ernst nehmen muss, geht deutlich aus den folgenden Zahlen hervor:

- In der Altersgruppe der 20- bis 30-jährigen Frauen litten 17 % an Inkontinenz.
- In der Gruppe der 40- bis 50-Jährigen waren es 33 %.
- In der Gruppe der 50- bis 70-Jährigen waren es 21 %.
- In der Gruppe der 70- bis 80-Jährigen waren es 9 %.

Zwar leiden überwiegend ältere Frauen an Inkontinenz, aber auch Jüngere sind betroffen.

Dass die Zahlen in den höheren Altersgruppen abnehmen, liegt vermutlich daran, dass die älteren Teilnehmerinnen den Gymnastikunterricht nicht mehr besuchen, wenn sie sich aufgrund ihrer Inkontinenz nicht mehr trauen zu laufen, zu hüpfen usw. Deshalb kann die Statistik der Gotved-Schule kein repräsentatives Bild von der Zunahme der Inkontinenz im Alter geben.

Um das Bild zurechtzurücken, habe ich die Auskünfte aus den Fragebögen in diesem einen Punkt – in allen anderen Bereichen ist dieses Material nicht in die Statistik eingegangen – durch Gespräche mit Abteilungsleitern verschiedener Altenpflegeheime ergänzt und erhielt dabei folgende Zahlen:

- In einer »leichten« Abteilung (mit nicht senilen alten Menschen) litten 48 % an Inkontinenz.
- In einer »schweren« Abteilung (mit senilen alten Menschen) waren es 86 %.

- In einer Abteilung mit den ältesten Bewohnern (Durchschnittsalter 88 Jahre) waren es 91 %. (Von diesen trug ein Viertel einen Katheter, der Rest Windeln.)

Die Situation wird also mit zunehmendem Alter immer bedrohlicher!

Insgesamt leiden heute rund fünf bis sechs Millionen Deutsche an behandlungsbedürftiger Inkontinenz. Da viele sich scheuen, mit ihrem Problem zum Arzt zu gehen, dürfte die Zahl wohl noch höher liegen. Bis zum Jahr 2030 ist aufgrund der demografischen Alterung mit einer starken Zunahme der Inkontinenz zu rechnen. Die Gesellschaft für Inkontinenzhilfe e. V. (siehe Seite 94) spricht in diesem Zusammenhang sogar von einer »tabuisierten Epidemie«, die aufgrund der Altersabhängigkeit ungebrochen wächst. Schon heute sind in Pflegeheimen etwa 80 % der bettlägerigen Menschen inkontinent.[1]

In Deutschland leiden rund sechs Millionen Menschen an behandlungsbedürftiger Inkontinenz.

Inkontinenz – eine Fügung des Schicksals?

Es ist also klar, dass dieses Problem besteht – doch was ist die Ursache? Und warum sehen es so viele betroffene Frauen als eine Fügung des Schicksals an und finden sich mit einer deutlichen Einschränkung ihrer Lebensqualität ab? Viele Betroffene glauben sogar, der unwillkürliche Urinabgang sei ab einem gewissen Alter normal und er »gehöre ganz einfach dazu«. Anstatt die Krankheit zu bekämpfen, schränken diese Frauen sehr oft ihr Leben ein. Sie kapseln sich ab und ziehen sich aus Angst vor peinlichen Situationen in die innere Emigration zurück. Diese Frauen vereinsamen immer mehr, wodurch die Harninkontinenz, neben der medizinischen Problematik, auch noch eine soziale Dimension erhält.

Viele Betroffene ziehen sich aus Angst vor peinlichen Situationen in die eigenen vier Wände zurück.

Bei der Frage nach den Ursachen spielen die ungünstigen konstitutionellen Bedingungen der Frau eine entscheidende Rolle. Wenn man diesen Umstand in der Körpererziehung nicht berücksichtigt, kann man vielleicht nichts an-

---

[1] Anmerkung der Lektorin (Annerose Sieck)

14

deres erwarten als den bedauerlichen Zustand, den die obigen Zahlen belegen.

Und: Wenn sich so viele Frauen mit ihrem Leiden abfinden, liegt der Grund vielleicht darin, dass Inkontinenz auch von vielen Ärzten als schicksalhaft angesehen wird.

Formen der Inkontinenz

Zu den beiden wichtigsten Formen von Inkontinenz gehören:

Stressinkontinenz Sie ist am häufigsten anzutreffen und wird in der Regel durch eine Schwäche des Schließmuskels (Sphinkter) hervorgerufen. Körperliche Belastungen wie Niesen, Husten, Lachen, das Tragen von Lasten oder Treppensteigen bewirken eine Druckerhöhung in der Bauchhöhle (Stress). Ist die Beckenbodenmuskulatur geschwächt, kann sie nicht mehr ausgleichend auf den Verschlussmechanismus einwirken. Die Folge: Es kommt zu unkontrolliertem Harnverlust.[2]

In einem grundlegenden Buch über Nieren- und Harnleitererkrankungen (Nephrologie) ist zu lesen: »Ungefähr 50 % aller Frauen lassen bei Husten usw. kleine Mengen Harn.« Bei dieser Form der Inkontinenz kann durch intensives Training Abhilfe geschaffen werden. Deshalb wendet sich dieses Buch ausschließlich an Frauen, die an Stressinkontinenz (Belastungsinkontinenz) leiden.

Urge-Inkontinenz Die auf Seite 56 beschriebene Urge-Inkontinenz (Dranginkontinenz) entsteht durch Störungen des Nervensystems oder Reflexstörungen anderen Ursprungs. Zu den unangenehmen Folgen gehört erhöhter Harndrang. Schon bei geringer Füllung wird die Blase zu einer unfreiwilligen Entleerung gezwungen. Man spricht bei dieser Form auch von Reizblase. Der Verschlussmechanismus am Blasenausgang ist bei den Betroffenen im Gegensatz zur Stressinkontinenz meist intakt.

Ärzte betrachten die Inkontinenz noch zu häufig als ein schicksalhaftes Leiden, mit dem man sich abfinden muss.

Obwohl die Blase nicht gefüllt ist, verspürt die Betroffene Harndrang.

---

[2] Anmerkung der Lektorin (Annerose Sieck)

Weitere Formen der Inkontinenz sind:[3]

Reflexinkontinenz Diese Form (Reflexblase) ist eher selten anzutreffen. Ihr liegt eine Störung der Nervenleitung von der Harnblase zum Gehirn zugrunde. Ursache ist meist eine Erkrankung des Rückenmarks. Ohne spürbaren Harndrang wird die Blase reflexartig entleert, wenn sich kleine Mengen Urin angesammelt haben. Es existiert weder ein Gefühl für die gefüllte Blase noch wird überhaupt Harndrang empfunden.

Überlaufinkontinenz Verengungen der Harnröhre, bei Männern eine Prostatavergrößerung oder eine Fehlfunktion der Innervation Blasenmuskulatur können die Ursache für diese Form der Inkontinenz sein. Die Auswirkungen: Es gehen unwillkürlich immer nur kleine Mengen Urin ab und die gefüllte Blase kann sich nicht vollständig entleeren.

Infektionen und Gebärmuttervorfall

Bevor die Harninkontinenz behandelt werden kann, müssen allerdings andere Erkrankungen grundsätzlich ausgeschlossen werden.

Die kurze Harnröhre begünstigt bei Frauen das Eindringen von Bakterien und damit die Blasenentzündung.

Auch Blasenentzündungen (Zystitis) sind eine häufige Erscheinung bei Frauen. Sie treten im Zusammenhang mit der Inkontinenz auf. In vielen Fällen handelt es sich um eine Infektion, die durch Bakterien, welche über die Harnröhre in die Blase gelangen, verursacht wird. Als weitere Ursache für Infektionen wird auch eine ungenügende Entleerung der Blase angegeben, weil sich im Restharn Bakterien leicht vermehren können. Der Grund: Die kurze Harnröhre begünstigt das Eindringen von Bakterien. Schwangerschaft und Geburt sowie Östrogenmangel in den Wechseljahren, aber auch Harnsteine, Gicht und Diabetes, Eingriffe an den Harnwegen (z.B. das Katheterisieren), eine Abwehrschwäche oder eine Verschleppung von Keimen sind weitere mögliche Ursachen.[4]

---

[3] Anmerkung der Lektorin (Annerose Sieck)
[4] Anmerkung der Lektorin (Annerose Sieck)

Ist ein Gebärmuttervorfall (Prolaps) gegeben (siehe Abb. 21, Seite 61), kann die vollständige Entleerung der Blase erschwert sein. Mögliche Ursache eines Gebärmuttervorfalls: ein erschlaffter Beckenboden. Im Allgemeinen verlieren die Muskeln ihre Fähigkeit sich zu regenerieren auch im Alter nicht. Die Schädigungen des Beckenbodens können jedoch so umfassend und das Gewebe so stark degeneriert sein, dass eine Rehabilitation nicht mehr möglich ist und ein operativer Eingriff notwendig wird.

Ehe man daran geht, Fehlfunktionen zu beheben, müssen zunächst mögliche Infektionen behandelt werden. Zur Verhütung von Blasenentzündungen ist auf eine peinliche Hygiene, Sorgfalt bei der Entleerung der Blase und zweckmäßige Bekleidung (auch warme Füße) zu achten.

Es mag durchaus beruhigend sein, dass Infektionen medikamentös behandelt werden können und dass tüchtige Chirurgen sorgfältige Operationen durchführen; aber nicht alles sollte dem Arzt zur Reparatur überlassen werden. Hier geht es in erster Linie darum, dass die Frau selbst die Einsicht und den Willen zur Vorbeugung hat.

Beckenbodenschwäche ist Frauensache

Zumindest in einem einzigen Punkt müssen wir unsere Unterlegenheit den Männern gegenüber zugeben: Die Konstruktion unserer Beckenbodenmuskulatur ist weniger stabil als die des Mannes.

Der weibliche Beckenboden ist instabiler als der männliche, da er an drei Stellen unterbrochen ist.

Ursachen

● Zum einen ist der Durchmesser des weiblichen Beckens größer (Abb. 1), damit ein Kind hindurchtreten kann, zum anderen ist der Beckenboden an drei Stellen unterbrochen: durch Mastdarm, Scheide und Harnröhre. Der männliche Beckenboden ist hingegen lediglich an zwei Stellen unterbrochen.

● Darüber hinaus soll der weibliche Beckenboden dem wachsenden Druck während der Schwangerschaft Widerstand leisten können und der starken Erweiterung während des Geburtsvorganges standhalten, die manchmal zu Schädigungen führt.

● Schließlich treten mit den Wechseljahren hormonelle Veränderungen ein, die unsere Durchblutung vermindern und das Gewebe schwinden lassen.

Hormonelle Veränderungen in den Wechseljahren können zu einer Schwächung des Beckenbodens führen.

Selbst Verantwortung übernehmen

Dieser ganze Themenbereich ist also aus verschiedenen Gründen als Frauensache zu betrachten. Wir sollten uns

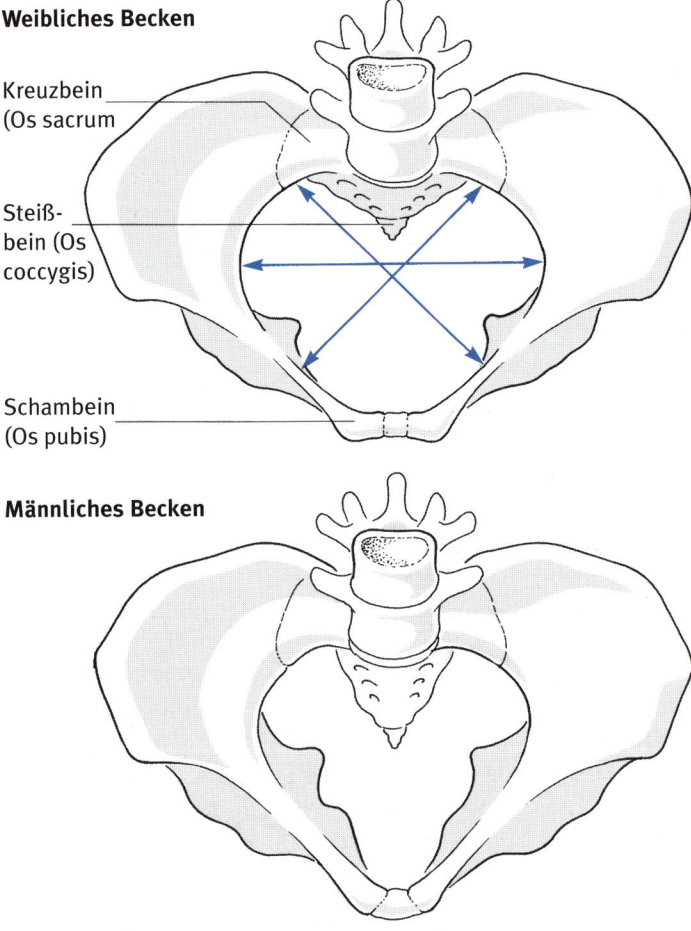

Weibliches Becken

Kreuzbein (Os sacrum

Steiß- bein (Os coccygis)

Schambein (Os pubis)

Männliches Becken

Abb. 1: Weibliches und männliches Becken im Vergleich.

nicht unbedingt auf die Aussagen männlicher Spezialisten in der Frauenheilkunde verlassen. Sie mögen zwar im Besitz außerordentlich großen Wissens sein, aber es liegt in der Natur der Sache, dass sie die Dinge, um die es hier geht, nicht am eigenen Leib erfahren können. Noch immer müssen sich rund 20 % aller Frauen, die sich wegen ihrer Inkontinenzprobleme an einen Arzt wenden, mit Schulterklopfen und der lapidaren Bemerkung abspeisen lassen: »Damit müssen Sie sich abfinden« oder: »Das ist leider ein sehr verbreitetes Leiden.« Die Hälfte aller Betroffenen werden mit Medikamenten behandelt und nur rund ein Drittel erhält den Rat, den Beckenboden zu trainieren.

Wer sich nur auf Ärzte verlässt, muss sich mit manch lapidarem Rat abspeisen lassen.

Frauen müssen in weit höherem Maße als bisher die Verantwortung für ihre Erkrankung und die daraus folgenden Probleme selbst übernehmen. Inkontinenz ist als ernsthaftes Risiko anzusehen, aber wir sollten uns gleichzeitig darüber im Klaren sein, dass sie auch bekämpft werden kann – wenn nur der Wille vorhanden ist.

Inkontinenz als soziales Problem

Die Inkontinenz hat einen gesellschaftlichen Aspekt, sowohl unter ökonomischen als auch unter hygienischen Gesichtspunkten. Doch die allergrößte Bedeutung kommt wohl den sozialen und ethischen Komponenten zu.

Inkontinenz bedeutet für die Älteren einen Verlust an Würde; und die psychischen Leiden, die dieser Verlust nach sich zieht, dürfen nicht unterschätzt werden. Daran sollte man denken, wenn ältere Menschen im Krankenhaus mit einem Blasenkatheter behandelt werden.

Für ältere bettlägerige Menschen ist es beschämend, mit einem Blasenkatheter behandelt zu werden.

Ganz allgemein gesehen ist es also notwendig, dass umfassendes Wissen um die Probleme der Inkontinenz weiteste Verbreitung findet und ein Training rechtzeitig durchgeführt wird, damit wir ein verfeinertes Körperempfinden erwerben, ein Verständnis für die Funktionen unseres Körpers, ein differenziertes Muskelgefühl und mehr Kraft.

Es gibt damit genug Gründe, an die Verantwortlichkeit aller Personen zu appellieren, die im Gesundheitswesen oder

■ Behandlung der Harninkontinenz mit Blasenkatheter?

Ein Blasenkatheter ist ein dünner Gummischlauch, der in die Harnröhre eingeführt wird, so dass Harn ohne Mitwirken des Patienten abläuft. Er stellt eine Erleichterung sowohl für den Patienten als auch für das Pflegepersonal dar. Die momentane Erleichterung kann den Patienten jedoch teuer zu stehen kommen, weil durch den Katheter die normale Funktion der Blase außer Kraft gesetzt wird und das Risiko einer bleibenden Funktionsstörung (Inkontinenz) besteht, wenn nach der Entfernung des Katheters keine Anleitung für ein Rehabilitationstraining gegeben wird.

mit der »Leibes-Erziehung« beschäftigt sind. Dass ein entsprechender Unterricht nicht nur im Zusammenhang mit Entbindungen geboten ist, soll mit einer statistischen Zahl begründet werden: 27 % der Frauen aus der Inkontinenzgruppe hatten niemals geboren.

Schwangerschafts- und Wochenbettgymnastik

Auch Frauen, die keine eigenen Kinder bekommen, müssen ihren Beckenboden trainieren.

Die Einführung der Schwangerschafts- und Wochenbettgymnastik war eine dankenswerte Initiative; die Zahl der an Inkontinenz leidenden Frauen zeigt allerdings, dass damit der Bedarf nicht gedeckt werden kann und einer Ergänzung bedarf. So benötigen Frauen, die nicht geboren haben, offensichtlich ebenfalls Anleitung. Außerdem kann man davon ausgehen, dass Frauen, die geboren haben, auch über das Wochenbett hinaus Beckenbodentraining benötigen.

Möglicherweise ist auch die Zeit unmittelbar nach einer Entbindung nicht besonders günstig, um ein zufriedenstellendes Resultat zu erzielen, denn Muskeln, die gerade einer gewaltsamen Ausdehnung ausgesetzt waren, lassen sich nicht so leicht koordinieren. Patientinnen, die z.B. nach einem Dammriss genäht wurden, können ihre Muskeln nicht kräftig genug zusammenziehen, und sie trauen sich das auch nicht. Andere wiederum haben nicht die physischen oder psychischen Kraftreserven, um sich dieser Aufgabe ernsthaft anzunehmen.

Was die Motivation der Frau anbelangt, ist der Zeitpunkt jedoch gut gewählt, weil der Beckenboden nach einer Entbindung im Bewusstsein ist und freier über die damit zusammenhängenden Probleme gesprochen wird, weshalb einige Frauen zweifellos gute Resultate erzielen.

Bei Nachuntersuchungen konnte festgestellt werden, dass höchstens bei einer von fünf Frauen, die zur »8-Wochen-Untersuchung« nach einer Geburt kamen, der Beckenboden in einem guten Zustand war. Bei zwei Frauen war die Qualität der Beckenbodenmuskulatur mittelmäßig, bei zwei Frauen schlecht. Die Mehrheit der Betroffenen glaubt, dass Kneifübungen, die über einen Zeitraum von zwei bis drei Wochen durchgeführt werden, das Problem lösen.

Die Kräftigung eines schlaffen Beckenbodens ist für sämtliche Beckenorgane, für Kreislauf und Atmung und schließlich für ein erfülltes Sexualleben von Bedeutung.

Erfülltes Sexualleben

Die Rehabilitation, d.h. die Kräftigung eines schlaffen Beckenbodens, ist auf mehrere Ziele ausgerichtet. Wenn man die so genannten Kneifübungen durchführt, zieht sich der gesamte Beckenboden zusammen. Das bedeutet, dass sich das Kneifen sowohl auf die Harnröhre als auch auf die Scheide auswirkt – es nützt also in mehrfacher Hinsicht. Die Stärke der Beckenbodenmuskulatur ist für sämtliche Organe im Becken, für den Kreislauf und die Atmung und nicht zuletzt für den Geschlechtsverkehr von großer Bedeutung.

Elaine Morgan schreibt in ihrem Buch »Der Mythos vom schwachen Geschlecht« über den Orgasmus: »Dr. Kegel war Gynäkologe; er arbeitete an dem Problem des unfreiwilligen Harnlassens in Belastungssituationen – ein Leiden, das in schweren Fällen oft chirurgisch behandelt wurde. Kegel entdeckte, dass dieses Leiden auf eine weniger dramatische Weise durch eine Reihe von Übungen behoben werden konnte, wenn die Muskeln, die die Scheidenwände umgeben und an ihnen ansetzen, gekräftigt wurden. Diese Übungen befreiten seine Patientinnen nicht nur vom un-

Ein starker Beckenboden erhöht in vielen Fällen die sexuelle Reaktionsfähigkeit.

freiwilligen Harnlassen, sondern schenkten ihnen darüber hinaus einen unerwarteten Bonus: Einige Frauen berichteten spontan, dass sich ihre sexuelle Reaktionsfähigkeit und Befriedigung erhöht hatte – einige erlebten zum ersten Mal in ihrer Ehe einen Orgasmus.«[5]

---

[5] siehe auch: Gotved, Kräftiger Beckenboden – erfüllte Sexualität, TRIAS 2002

Körpergefühl entwickeln

Ihr Übungsprogramm

Körpergefühlübungen im Überblick

- Zwerchfell beim Einatmen nach oben ziehen, Seite 26
- Zwerchfell beim Ausatmen nach unten drücken, Seite 27
- Beckenknochen abtasten, Seite 32
- Anspannen des Beckenbodens, Seite 32
- Anspannen des Beckenbodens im Liegen mit ausgestreckten Beinen, Seite 33
- Anspannen des Beckenbodens im Liegen mit angewinkelten Knien (»Beckenkipper«), Seite 34
- Anspannen des Beckenbodens im Stehen (»Notstellung«), Seite 35 und 36

Bevor wir zum eigentlichen Training übergehen, stellen sich noch folgende Fragen:

- Wie viel Wissen ist notwendig?
- Wie erreicht man ein Muskelgefühl im Beckenboden?
- Welche Übungen sind dafür geeignet?
- Womit soll man beginnen?

Diese Fragen will ich im Folgenden verständlich zu beantworten versuchen.

Wer an Inkontinenz leidet, möchte im Allgemeinen mehr darüber erfahren, wie die betroffenen Organe beschaffen sind und wie sie funktionieren. Mitunter bereitet das so genannte »Ärztelatein« Schwierigkeiten; es ist also gut, die medizinischen Ausdrücke zu kennen, damit in der Sprechstunde keine Minderwertigkeitsgefühle oder Verständnisprobleme entstehen. Wie schon erwähnt, bedeutet es für die Betroffene ein intimes und persönliches Geständnis, wenn sie sagen muss, dass sie »einnässt«, wohingegen sie

Damit beim Arztbesuch gar nicht erst Minderwertigkeitsgefühle aufkommen, sollten Frauen einige medizinische Fachausdrücke kennen.

mit Sicherheit ganz sachlich erklären könnte, sie »leide bedauerlicherweise an Inkontinenz«.

Um funktionelle Zusammenhänge besser verstehen zu können, ist es immer günstig, sich Abbildungen anzusehen. Viel wichtiger ist jedoch, dass man empfinden und damit die Vorgänge erleben kann.

Raumgefühl und Muskelempfindung

Persönlich ziehe ich eine Kombination aus exaktem Wissen über die bestehenden Verhältnisse (Aufbau und Funktion) einerseits und der Empfindung (sowohl in den Fingerspitzen als auch in dem entsprechenden Muskel) andererseits vor.

Die Knochen

Beckenknochen, Brustkorb und die außen liegenden Muskeln lassen sich ertasten. Jede Frau kann ihren Körper auf diese Weise erforschen.

Um den Beckenboden als einen Teil des gesamten Körpers erfassen zu können, fangen wir beim Knochengerüst an. Dieses lässt sich zum einen auf Abbildungen betrachten, zum anderen können Sie es an sich selbst ertasten.

Sie können Ihren beweglichen Brustkorb spüren; Sie können Ihre Hände an die Hüften legen und den festen Beckenknochen spüren, der wie eine Schüssel die inneren Organe trägt und stützt; Sie können die Wirbelsäule als eine bewegliche Verbindung zwischen Becken und Brustkorb erleben.

Die Muskeln

Die Muskeln, welche die Wände des Rumpfes umgeben und dadurch einen Hohlraum bilden, können Sie ebenfalls fühlen. Schwieriger ist es jedoch, eine Vorstellung von den innen liegenden Muskeln zu bekommen, die man weder sehen noch berühren kann: das Zwerchfell, das die Decke der Bauchhöhle bildet (Abb. 2) und die Muskeln im Beckenboden, die den Boden des Bauchraumes bilden (Abb. 22, 23, 24, Seite 62 ff.).

Decke und Wand des Bauchraumes

Unser Körper ist innen gewissermaßen in zwei Stockwerke eingeteilt: Oben befindet sich die Brusthöhle, in der sich Lunge und Herz, umschlossen von den Rippen, befinden, unten liegt die Bauchhöhle mit den Verdauungs- und Fortpflanzungsorganen. Getrennt werden die beiden Räume durch das Zwerchfell – ein großer, flacher Muskel, der rundherum an der unteren Kante der Rippen befestigt ist. Er wölbt sich in Ruhelage in die Brusthöhle hinein – ungefähr so wie eine umgedrehte Waschschüssel. In der Abbildung des Brustkorbes (Abb. 2) sind die vordere Hälfte der unteren Rippen, Herz und Lunge entfernt, so dass Sie sehen können, wie sich das Zwerchfell in die Brusthöhle hinauf wölbt.

In Ruhelage wölbt sich das Zwerchfell wie eine umgedrehte Waschschüssel in die Brusthöhle.

In der Mitte des Zwerchfells befindet sich eine Sehnenplatte, von der nach allen Richtungen hin Muskelfasern aus-

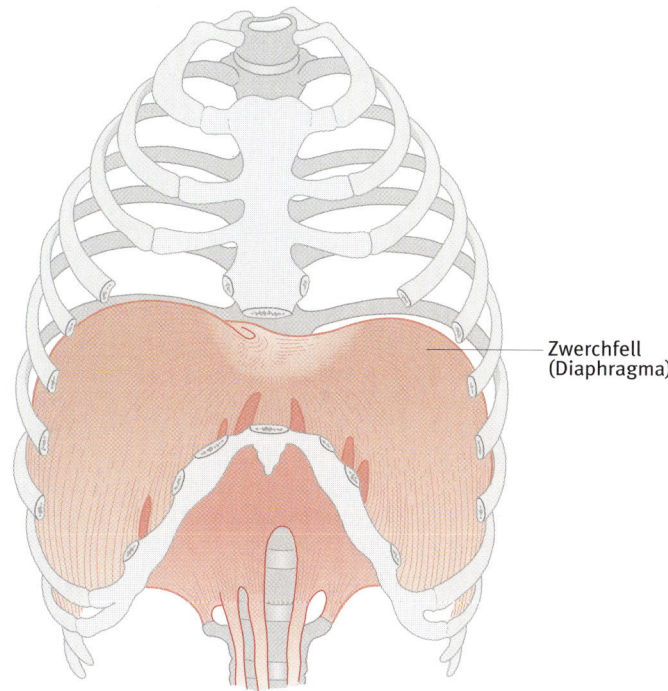

Zwerchfell
(Diaphragma)

Abb. 2

strahlen. Wenn sich diese Fasern zusammenziehen, wird die »Waschschüssel« abgeflacht; sie drückt dadurch auf den Bauchinhalt und verdrängt und verschiebt ihn. Entspannt sich das Zwerchfell, nimmt es wieder seine kuppelförmige Stellung ein und der Bauchinhalt kehrt in seine ursprüngliche Lage zurück.

Körpergefühlübungen

Ertasten Sie Decke und Wände der Bauchhöhle.

Spüren Sie, wie sich der Brustkorb beim Einatmen erweitert und das Zwerchfell nach oben gezogen wird ...

● **Zwerchfell beim Einatmen nach oben ziehen.** Legen Sie sich auf den Rücken – die Knie sind gebeugt und die Fußsohlen liegen fest auf dem Boden. Nun greifen Sie mit den Händen an die untere Rippenkante und erspüren, wie Sie, ohne zu atmen, willkürlich den Brustkorb erweitern können, indem Sie die Rippen heben und auseinander spreizen. Das Zwerchfell wird dabei mit nach oben gezogen – unterstützt von den Muskeln in der Bauchwand, die aktiv nachschieben (Abb. 3). Das bedeutet, dass Sie den Bauch so kräftig wie möglich einziehen sollen. Halten Sie unterdessen mithilfe des Zwerchfells und den vorn gelegenen Bauchmuskeln den Atem an. Legen Sie dabei die Hände auf den Bauch.

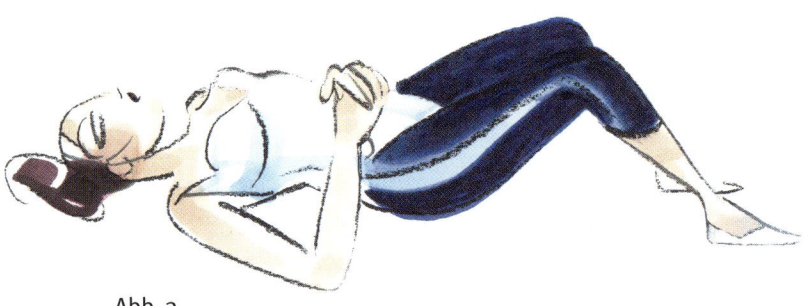

Abb. 3

Diese Bewegung hat nichts mit der normalen Atmung zu tun. Sie ist nur ein Experiment, um den Raum der Bauchhöhle und dessen Veränderbarkeit hinsichtlich seiner Form erleben zu können. Daran schließt sich das umgekehrte Verfahren an:

● **Zwerchfell beim Ausatmen nach unten drücken.** Das Zwerchfell soll hinuntergedrückt werden, während die entspannten Muskeln rundherum nachgeben, so dass sich der Bauch vorwölbt. Die Flanken bewegen sich nach außen und die Lenden nach unten (Abb. 4). Diesen Vorgang können Sie besonders deutlich wahrnehmen, wenn Sie die Hände mit den Handflächen nach oben unter die Lenden schieben, die Fingerspitzen stoßen unter der Wirbelsäule aneinander und die Daumen greifen seitlich hoch.

... und sich beim Ausatmen das Zwerchfell nach unten bewegt und der Bauch vorgewölbt wird.

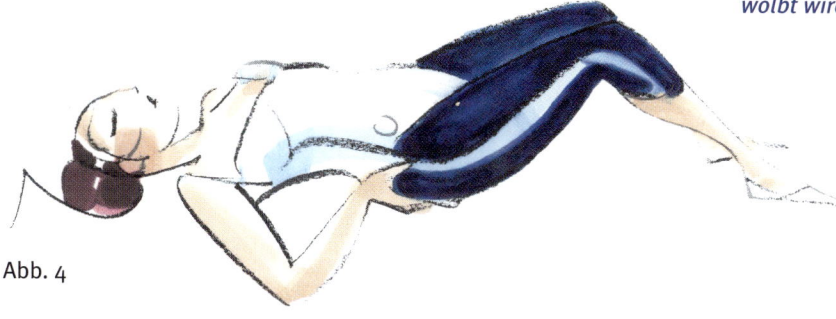

Abb. 4

Wir werden dieses bewusste Empfinden der Muskeln später für das Beckenbodentraining brauchen. Im Moment sollten Sie einfach ein Gefühl für die Stempelbewegung bekommen, bei der das Zwerchfell abwechselnd geschoben und von den Bauchmuskeln und Rippenhebern hochgezogen wird, um sich danach wieder aktiv nach unten zu bewegen, während die anderen Muskeln passiv nachgeben.

Sie können diesen Vorgang entweder ganz langsam, mit großem Bewegungsausschlag, oder sehr schnell, wie einen kleinen Wellenschlag, durchführen: »das innere Wellenschlagen«. Beide Übungen sollten jeweils 10 Sekunden dauern – so lange können Sie leicht den Atem anhalten.

Erspüren Sie neben dem Muskelgefühl auch die Druckänderung in der Bauchhöhle – Druck nach unten und Sog nach oben wechseln sich ab.

Außer dem Muskelgefühl sollten Sie auch die Druckänderung in der Bauchhöhle wahrnehmen – den Unterschied zwischen dem Druck nach unten und dem Sog nach oben. Das ist eine alte Yogaübung und somit nichts Neues – alles ist schon früher einmal verwendet worden.

Der Zweck dieser Übung ist, zum einen den inneren Organen eine kräftige Bewegung zu verschaffen, zum anderen den Kreislauf anzuregen und darüber hinaus die mitwirkenden Muskeln zu stärken, während Sie – als Vorbereitung für die eigentlichen Beckenbodenübungen – Erfahrungen mit Ihrem Körper gewinnen.

Den Atem sollen Sie deswegen anhalten, weil der angehobene Brustkorb und die zur gleichen Zeit eingezogene Bauchwand sowohl die Einatmungs- als auch die Ausatmungshaltung repräsentieren und deshalb nichts mit der normalen Atmung zu tun haben. Es handelt sich bei dieser Übung um eine rein willkürliche Handlung.

Der Beckenboden

Im Folgenden wollen wir unsere Aufmerksamkeit dem Boden der Bauchhöhle zuwenden.

Wie das Zwerchfell bewegt auch der Beckenboden Muskeln und zieht sich auf einen Mittelpunkt zusammen.

● Die **Ähnlichkeit** zwischen Beckenboden und Zwerchfell besteht darin, dass beide keine Gliedmaßen, sondern Weichteile bewegen und dass sie sich auf einen Mittelpunkt hin zusammenziehen.

● Der **Unterschied** zwischen beiden besteht darin, dass sich der Boden beim Zusammenziehen nach oben bewegt, wohingegen die Decke (das Zwerchfell) nach unten sinkt.

Was bewirkt die Bauchpresse?

Wenn Sie einatmen, zieht sich das Zwerchfell zusammen und flacht ab. Wand und Boden sind entspannt und geben nach. Beim Ausatmen entspannen sich die Atemmuskeln, und das Zwerchfell kehrt in seine Ausgangsstellung zurück. Das Volumen des Bauchinhaltes kann nicht verändert, aber verlagert werden.

Wenn die Atemmuskulatur beim Ausatmen bewusst angespannt wird und sich zusammenzieht, wird das Zwerchfell passiv nach oben bewegt. Wird das Zwerchfell hingegen aktiv nach unten gedrückt und die Atemmuskulatur ebenfalls angespannt, während man den Atem anhält, entsteht ein Druck gegen den Beckenboden. Wenn der Boden Widerstand leistet, bildet die Bauchhöhle einen festen Block, der beim Heben von schweren Gegenständen schützt.

Spüren Sie den Druck auf den Beckenboden, der als Bauchpresse bezeichnet wird. Wird der Beckenboden entspannt, gibt er nach – und wenn er zu schwach ist, gibt er zur Unzeit nach. Aus diesem Grund sollen Sie die Beckenbodenmuskulatur bewusst anspannen, wenn Sie etwas aufheben und etwas Schweres tragen.

Ein trainierter Beckenboden bietet Schutz beim Heben schwerer Gegenstände.

Der »bedingte Reflex«[6]

Reflexe haben eine Schutzfunktion. Automatisches Kneifen in Situationen, die den Beckenboden strapazieren (etwa das Heben von schweren Gegenständen) »schützt« einerseits vor Überlastung und Schädigung der Muskulatur und andererseits vor unfreiwilligem Harnabgang. Wenn Sie nicht über den natürlichen Beckenbodenmuskelreflex verfügen, schaffen Sie sich selbst einen »bedingten Reflex«.

»Reflexe«, so die Definition laut Brockhaus, »sind auf einen bestimmten Reiz hin regelmäßig eintretende, im Allgemeinen vom Willen und von der Mitwirkung des Bewusstseins unabhängige stereotype Reaktionen des Körpers«. Eine ganze Reihe von Reflexen dürften allgemein bekannt sein, etwa der Saugreflex des Neugeborenen, der bei Berührung der Wange einsetzt, der Pupillen- und Lidreflex, der unsere Augen schützt, der Speichelreflex, der beim Anblick einer appetitlichen Mahlzeit auftritt.

Dass es auch einen Beckenbodenmuskelreflex geben könnte, war mir unbekannt, bis sich herausstellte, dass es einige Frauen gar nicht nötig haben, vor einer Anstrengung, die den Beckenboden belasten könnte, »noch schnell zu kneifen«. Es gibt tatsächlich viele Frauen, die nicht selbst kneifen müssen – das macht ihre Beckenbodenmuskulatur ganz automatisch. Nach intensiver Selbstbeobachtung konnte ich feststellen, dass ich selbst zu diesen Glücklichen gehöre. Warum nicht alle Frauen über einen so prak-

Viele Frauen »kneifen« ganz automatisch in Situationen, die ihren Beckenboden belasten.

---

[6] Ausführung von der Übersetzerin (Dr. Erika v. Herbst)

tischen Mechanismus verfügen, hat mir noch niemand beantworten können. Aber wenn das so ist, dachte ich, wenn es einen natürlichen Beckenbodenreflex gibt, dann müsste es auch möglich sein, einen bedingten Reflex aufzubauen.

■ Der Pawlow'sche Reflex

Der russische Physiologe Ivan Pawlow (1849–1936) stellte mit Hunden im Laboratorium ein Experiment an. Er untersuchte zunächst den Fluss ihres Speichels beim Anblick der gefüllten Futterschüssel. Dann ging er dazu über, beim Hereintragen der Futterschüsseln gleichzeitig einen akustischen Reiz zu liefern (er schlug den Gong) und nach einer Weile zeigte sich, dass der Speichelfluss der Hunde bereits auf diesen Ton hin einsetzte, auch wenn kein Futter zu sehen oder zu riechen war. Der Beweis für einen »bedingten Reflex« war erbracht: Man spricht auch von Konditionierung.

Bei »bedingten Reflexen« handelt es sich also um Reflexe, die durch Gewöhnung bzw. Antrainieren und Konditionieren entstehen. Im Gegensatz dazu sind unbedingte Reflexe angeboren.

»Kneifen« Sie immer, bevor Sie husten, niesen, schwer heben – am besten vor jeder körperlichen Anstrengung.

Ich begann die Patientinnen meines Mannes, die nicht über einen naturbedingten, angeborenen Reflex verfügten, aufzufordern, nicht nur vor jeder körperlichen Anstrengung noch schnell »zu kneifen«, sondern auch zu sich selbst zu sagen: »Du musst immer kneifen, bevor du hustest, niest oder hebst.« Wenn sie dies über eine längere Zeit willentlich täten – so versicherte ich ihnen – käme ein bedingter Reflex zustande.

Zuletzt noch ein anschauliches Beispiel aus meiner eigenen Erfahrung. Ich empfehle ungern Verhaltensweisen, von deren Wirkung ich mich nicht selbst überzeugen konnte. Daher griff ich eine spezielle den Beckenboden beanspruchende Situation aus dem Alltagsleben heraus und betrachtete dies als Experiment.

Bei Großeinkäufen pflegen mein Mann und ich Getränkekisten stets gemeinsam in den Kofferraum des Autos zu heben, zu Hause wieder herauszuheben und ins Haus zu tragen. Ich begann nun, vor dem Anfassen des Kastens zu mir selbst zu sagen: »Vor dem Heben der Kiste musst du immer kneifen … Du musst die Kneifwirkung auch während des Tragens aufrechterhalten.« und danach: »Das hast du gut gemacht, altes Mädchen.«

Eines Tages hatten wir große Eile, und mein Mann hob kurzerhand einen Getränkekasten allein in den Kofferraum. Ich stand lachend daneben und rief: »Stell dir vor, jetzt hat mein Beckenboden automatisch gekniffen, obwohl ich dir gar nicht beim Heben geholfen habe!« Ein schöner Beweis für einen bedingten Reflex, also eine wirklich empfehlenswerte Prozedur.

■ Die Rolle der Verdauung

Sie sollten sich auch darüber im Klaren sein, dass der Beckenboden durch übertriebene Verwendung der Bauchpresse geschwächt werden kann. So ist es unter anderem auch aus diesem Grunde wichtig, die Verdauung in Ordnung zu halten, weil man dann nicht mehr »pressen« muss als nötig. Wer an chronischer Verstopfung leidet, täglich pressen und sich anstrengen muss, um den Darm zu entleeren, wird auf Dauer seinem Beckenboden schaden, weil dessen Muskeln übermäßig belastet und gedehnt werden (zu Hämorrhoiden siehe Seite 79).

Das bewusste Einsetzen der Bauchpresse sollte nur gelegentlich geschehen.

Aufgaben des Beckenbodens

Der Beckenboden erfüllt verschiedene Aufgaben:

- Er trägt und stützt die inneren Organe. Ein schwacher und schlaffer Boden kann die Ursache dafür sein, dass sich die Organe des Unterleibes senken. Aber auch ein angespannter Beckenboden kann den Organen schaden.
- Der Beckenboden soll bei der Darmentleerung nachgeben und den After danach wieder fest schließen.
- Die höchste Beanspruchung erfährt der Beckenboden bei einer Entbindung und in der darauf folgenden Regenerationsphase.
- Der Zustand des Beckenbodens ist außerdem ein nicht unwesentlicher Faktor für das Geschlechtsleben (siehe Seite 21).
- Schließlich erfüllt der Beckenboden eine Funktion im Atemablauf.

Anatomie des Beckenbodens

Nun wollen wir ein wenig genauer auf das Empfinden des eigentlichen Beckenbodens eingehen. Wenn Sie nochmals Abbildung 1 betrachten, dann sehen Sie die Öffnung des Beckens von oben nach unten. Nach hinten gelegen sehen Sie das Steißbein, vorn das Schambein – die Sitzbeinhöcker können Sie nicht sehen, aber Sie können sie spüren. Wenn Sie sich auf Ihre Handflächen setzen, dann spüren Sie deutlich die abgerundeten Höcker in der Mitte der Sitzfläche.

Die Ärzte teilen den Beckenboden in zwei Regionen ein: Ziehen Sie in Gedanken eine Linie zwischen den beiden Sitzbeinen. Die Region, die den vorderen Teil ausmacht, heißt *Regio urogenitalis* und das Gebiet, das den hinteren Teil darstellt, *Regio analis*.

Was Sie selbst ertastet und erspürt haben, prägt sich viel besser ein als Bilder oder Worte.

Dinge, die Sie an sich selbst erspürt haben, prägen sich Ihnen viel stärker ein und deshalb sollten Sie sich nun hinlegen und die Abgrenzung zwischen dem Beckenknochen und dem Beckenboden genau wahrnehmen.

● **Beckenknochen abtasten.** Am besten legen Sie sich auf den Rücken; winkeln Sie die Knie an und stellen Sie die Füße flach auf den Boden. Selbst wenn Ihnen die Sitzbeinhöcker beim Sitzen wohlvertraut sind, wirken sie jetzt, wo sie nach vorn gerichtet und unbelastet sind, anders. Betasten Sie den untersten Teil (das Ende) des Kreuz- und Steißbeins und folgen Sie so weit wie möglich den Knochenrändern. Beachten Sie auch, wie breit das Schambein ist. Auf diese Weise wird Ihnen der feste Rahmen der Muskeln des Beckenbodens deutlich.

Es gibt eine Möglichkeit, bei der Sie – vielleicht zu Ihrer eigenen Überraschung – die Bewegung der Beckenbodenmuskeln erleben können:

● **Anspannen des Beckenbodens.** Bohren Sie die Daumen von oben her hinter die Kante des Schambeins. Das wird Ihnen allerdings nur bei ganz entspannten Bauchmuskeln gelingen. Spannen Sie nun den Beckenboden an und achten Sie darauf, wie er »zubeißt«.

Wahrnehmung der Beckenbodenmuskulatur

Man kann auf ganz unterschiedliche Weise nach den Beckenbodenmuskeln fahnden. Deshalb könnte es ganz nützlich sein, den umgekehrten Weg einzuschlagen, indem man sich klarmacht, was nicht Beckenboden ist. So kann man z.B. die Gesäßmuskeln und die Adduktoren der Oberschenkel (Muskeln, die die Beine schließen) anspannen und entspannen und feststellen, dass diese nicht zum Beckenboden gehören, sondern in dessen nächster Umgebung liegen.

▨ Isoliertes Training des Beckenbodens – ja oder nein?

In Fachkreisen wurde darüber diskutiert, inwieweit es zweckdienlich ist, die Beckenbodenmuskulatur isoliert zu trainieren, oder ob es besser wäre, die großen Muskeln, die sie umgeben, mit einzubeziehen. Die Forderung nach einem isolierten Training hat den Sinn zu gewährleisten, dass man den Beckenboden spüren kann und darüber hinaus ein richtiges Gefühl für dessen Muskulatur entwickelt. Nach Aussagen von Gynäkologen werden die Beckenbodenmuskeln oft mit den Gesäßmuskeln verwechselt. Obwohl die Innervation (nervliche Versorgung) der Gesäßmuskeln und Oberschenkeladduktoren nichts mit der Innervation des Beckenbodens zu tun hat, kann man dennoch davon ausgehen, dass gewisse »Parallelen« bestehen, weil in verschiedenen Situationen ein gemeinsames Funktionsmuster zu sehen ist.

Versuchen Sie zunächst einmal, die im Umfeld des Beckenbodens liegenden Muskeln – Gesäßmuskeln und Oberschenkeladduktoren – anzuspannen, wenn Ihnen dies leichter fällt.

Das Training des Beckenbodens kann damit beginnen, dass man die in der nächsten Umgebung liegenden Muskeln als Hilfsmuskeln verwendet. Auf folgende Weise kann jeder für sich selbst in Erfahrung bringen, wie die Wirkung ist:

● **Anspannen des Beckenbodens im Liegen mit ausgestreckten Beinen.** Legen Sie sich mit gestreckten, gekreuzten Beinen auf den Rücken (Abb. 5). Wenn Sie die Außenseite der Füße gegeneinander pressen, können Sie gleichzeitig eine Spannung in den Gesäßmuskeln erzielen. Vielen hilft diese Übung auch dabei, den Beckenboden anzu-

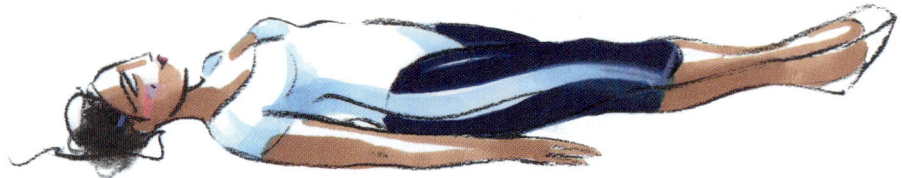

Abb. 5

spannen, insbesondere dessen nach hinten gelegenen Teil mit dem Ringmuskel des Afters.

● **Anspannen des Beckenbodens im Liegen mit angewinkelten Knien (»Beckenkipper«).** Eine andere Ausgangsstellung (Abb. 6) ist die mit geschlossenen, gebeugten Knien und leicht auseinander gestellten Füßen. Nun drücken Sie die Knie mit Hilfe der Adduktoren (Teil der Oberschenkelmuskeln) leicht aneinander und die Lenden auf den Fußboden. Gleichzeitig heben Sie die Rippen, so dass sich die untere Kante des Brustkorbes erweitert und das Zwerchfell nach oben gezogen wird.

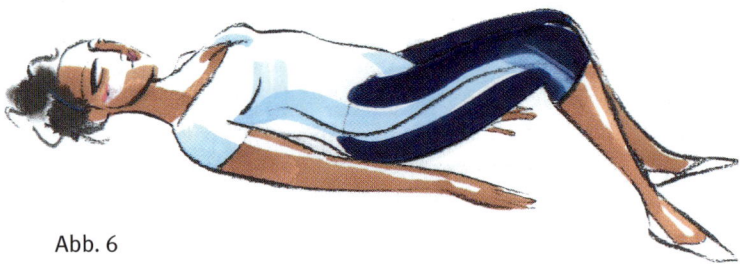

Abb. 6

Versuchen Sie den Beckenboden »hinaufzusaugen«, indem Sie Harnröhre, Scheide und After zusammenschnüren.

Nun möchte ich Sie bitten, gleichzeitig den Beckenboden mit »hinaufzusaugen«. Parallel dazu sollten Sie versuchen, die Öffnungen (Harnröhre, Scheide, After) zusammenzuschnüren. In dieser Stellung kann mit dem vorderen Teil des Beckenbodens am leichtesten geübt werden und die Muskeln um Scheide und Harnröhre können besser zusammengezogen werden.

Wenn sich das Muskelgefühl allmählich bessert und Sie den Unterschied zwischen Gesäßmuskeln und Adduktoren erkennen, können Sie selbst feststellen, ob Sie auch den Beckenboden wahrnehmen.

■ Wahrnehmung der Beckenbodenmuskeln

Bei meiner statistischen Erhebung an der Gotved-Schule lautete eine der Fragen, ob die betreffende Frau deutlich zwischen dem Kneifen um die Harnröhre und dem um die Scheide unterscheiden könne. In der Gruppe der Inkontinenten beantworteten 23 % diese Frage mit Ja, in der Restgruppe waren es 40 %. Diese Zahlen zeigen deutlich den Unterschied zwischen den beiden Gruppen hinsichtlich ihres »Muskelbewusstseins«. Sie zeigen allerdings auch, dass es schwierig ist, die Beckenbodenmuskeln deutlich wahrzunehmen. Dies gilt auch für die Frauen, die nicht unter Harninkontinenz leiden.

Viele Frauen haben Schwierigkeiten, die Beckenbodenmuskeln bewusst wahrzunehmen. Da hilft nur regelmäßiges Training.

Man kann im Stehen eine Kombination der beiden Ausgangsstellungen einnehmen:

● **Anspannen des Beckenbodens im Stehen (»Notstellung«).** Kreuzen Sie die Knöchel und pressen Sie gleichzeitig die Knie zusammen. Dadurch können sowohl die Gesäßmuskeln als auch die Adduktoren angespannt werden. Diese Stellung wird als sehr »geschlossen« empfunden; bei den meisten ruft sie vermutlich eine körperliche Erinnerung an eine Notsituation wach! Aber es fällt Ihnen sicher leichter, den Beckenboden zu lokalisieren und anzuspannen, wenn der Rahmen rund um das Zentrum des Geschehens gespannt ist. Kinder pflegen ganz spontan diese Notstellung einzunehmen (Abb. 7), wenn Gefahr droht.

Wenn Sie die »Notstellung« einnehmen und sich anspannen, fällt es Ihnen leichter, den Beckenboden zu lokalisieren.

Vielleicht ist es schwierig, die Beckenbodenmuskeln zu finden und zu fühlen, d. h. Impulse dorthin zu senden, wenn der Druck von oben zu groß ist. Um aber üben zu können, müssen Sie in der Lage sein, Ihre Muskeln zu koordinieren – der Druck muss daher also zunächst einmal herabgesetzt werden.

Darüber werden Sie im nächsten Kapitel mehr erfahren.

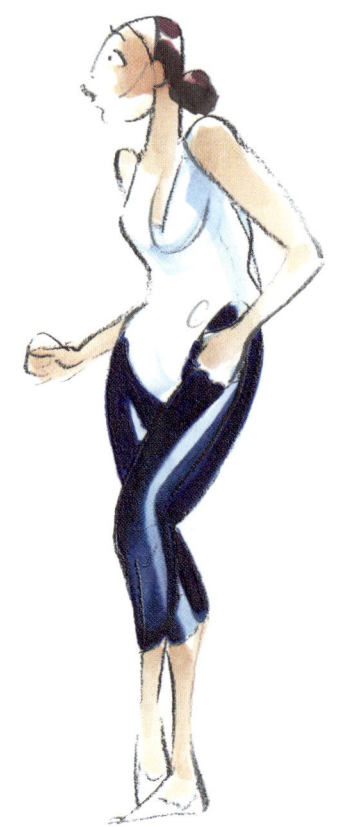

Bauen Sie Spannung auf und versuchen Sie dann, Impulse an Ihre Beckenbodenmuskeln zu senden.

Abb. 7

Kräftigung der Becken- bodenmuskulatur

Ihr Übungsprogramm

Beckenboden erspüren im Überblick

- Im Reitersitz mit leicht zusammengesunkenem Ober- körper, Seite 38
- Im Reitersitz mit leicht nach vorn gebeugtem Ober- körper, Seite 39
- Im Reitersitz mit Kissenrolle, Seite 39
- Fahrradsattel-»Beißen«, Seite 42
- Händedruck-Anspannen, Seite 42

Inkontinenz ist zunächst auf eine Fehlfunktion zurückzu- führen. Zusätzliche und verstärkende Ursachen können – wie schon erwähnt – Schädigungen durch eine Geburt, al- tersbedingte Veränderungen, Infektionen und anderes mehr sein. Eine gut funktionierende Muskulatur ist die Ba- sis für Kontinenz und deshalb darf die Bedeutung des Beckenbodentrainings zur Vorbeugung und Rehabilitation auf keinen Fall unterschätzt werden.

Der beste Schutz vor und zugleich die wirksamste Hilfe bei Harninkontinenz ist ein Training der betroffenen Musku- latur.

Erspüren der Beckenbodenmuskulatur

Voraussetzung eines jeden Trainings ist von Anfang an die Koordination. Der Impuls muss »ins Schwarze treffen«. Das ist allerdings schwierig, wenn es sich um Muskeln handelt, die man nicht sehen kann und die aus diesem Grund schwer zu erfassen sind. Außerdem zeigen unsere Erfah- rungen, dass ein zu hoher Druck im Becken (siehe Seite 44) das Empfindungsvermögen für die Beckenbodenmuskula- tur beeinträchtigen kann.

Der Besuch beim Arzt sollte Hilfestellungen für die Praxis geben. Ein Frauenarzt, der seiner Patientin bei einer Kontrolluntersuchung rät, den Beckenboden zu trainieren, und ihr Instruktionen geben will, kann z. B. seine Hand mit leichtem Druck auf die Muskulatur legen und sagen: »Dies ist der Muskel, den Sie zusammenziehen sollen.« Die Betroffene kann somit spüren, was sie wo zusammenziehen soll und erhält damit eine sinnvolle Hilfe zur Steuerung ihrer Muskeln.

Bitten Sie Ihren Arzt, Ihnen bei der Lokalisierung der Beckenbodenmuskulatur zu helfen.

Wenn Sie nun wissen wollen, ob der Zustand Ihres Beckenbodens zufriedenstellend ist, kann der Arzt einen Finger in die Scheide einführen und feststellen, ob Sie imstande sind, den Finger festzuhalten (und damit auch die Harnröhre zusammenzuklemmen). Das können Sie übrigens auch selbst versuchen und ebenso können Sie beim Geschlechtsverkehr feststellen, ob Sie in der Lage sind, das männliche Glied fest zu umschließen.

Der Gynäkologe hat zudem die Möglichkeit der objektiven Beurteilung durch das Perineometer. Dieses Messgerät wird in die Scheide eingeführt, wobei die Kontraktionen (Anspannung der Muskeln) der Beckenbodenmuskulatur auf einen Messapparat übertragen und ihre Intensität auf einer Skala abgelesen werden kann.

Wird auf die Beckenbodenmuskulatur ein Druck ausgeübt, so lässt sich dadurch das Gebiet besser lokalisieren. Zum Üben sind keine komplizierten Geräte notwendig. Es reicht ein einfacher Hocker.

Zum Üben sind keine komplizierten Geräte nötig. Ein einfacher Schemel genügt.

● **Im Reitersitz mit leicht zusammengesunkenem Oberkörper.** Setzen Sie sich im Reitersitz auf einen Hocker, und zwar zunächst in einer leicht zusammengesunkenen Haltung. Dabei richtet sich der Druck hauptsächlich gegen den hinteren Teil des Beckenbodens. Er ist auf diese Weise leicht zu beeinflussen und auch die Afterregion können Sie in dieser Haltung zusammenziehen. Versuchen Sie es eben jetzt, während Sie lesen, so kräftig wie möglich und halten Sie 5–10 Sekunden lang die Spannung. Entspannen Sie doppelt so lange.

● **Im Reitersitz mit leicht nach vorn gebeugtem Körper.** Setzen Sie sich wieder auf den Hocker, diesmal beugen Sie den Oberkörper leicht nach vorn (Abb. 8), so dass sich der Druck gegen den vorderen Teil des Beckenbodens richtet. Diese Haltung erleichtert das Erspüren und Anspannen der Muskulatur, die Harnröhre und Scheide umgibt. Spannen Sie auch jetzt so kräftig an, wie Sie können, und halten Sie die Spannung so lange wie möglich. Entspannen Sie wieder doppelt so lange.

Spannen Sie die Muskulatur, die Harnröhre und Scheide umgibt, so kräftig wie möglich an.

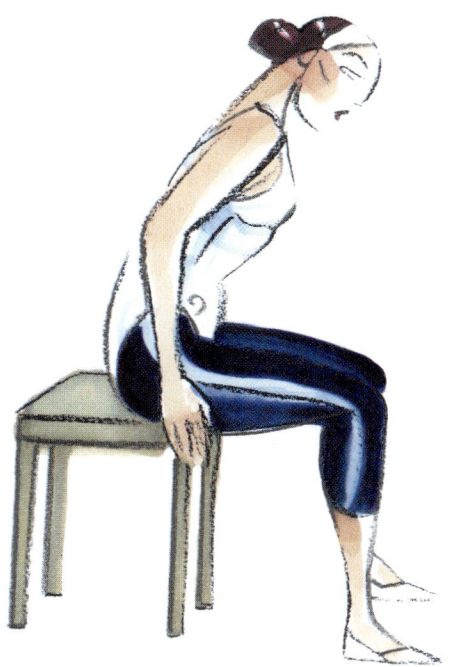

Abb. 8

● **Im Reitersitz mit Kissenrolle.** Sie können auch im Reitersitz eine feste Kissenrolle auf den Hocker legen (Abb. 9). Richten Sie den Oberkörper gerade auf. Spüren Sie, wie Sie die ganze Muskulatur des Beckenbodens kräftiger anspannen können, wenn sich ein gestalteter Widerstand bietet, um den sich die Kräfte sammeln können.

Viele empfinden es als hilfreich, wenn sie ihre Kräfte gegen einen Widerstand wie beispielsweise ein Kissen sammeln können.

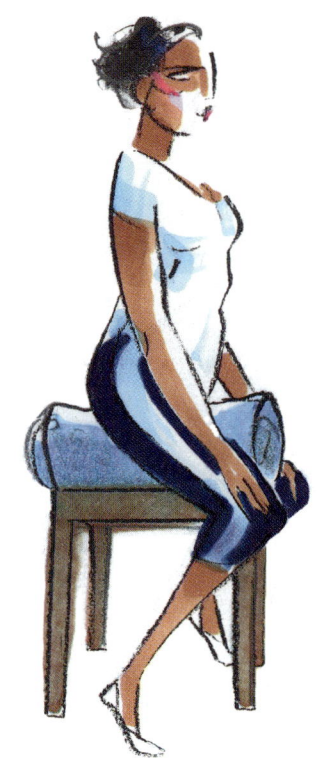

Abb. 9

Das A und O für den Erfolg: tägliches Üben

Für Ihr tägliches Training müssen Sie selbst sorgen, und glücklicherweise verlieren Muskeln niemals die Fähigkeit, sich trainieren zu lassen. Eine weitere Tatsache ist, dass Passivität den Muskeln schadet, und es ist nicht einzusehen, warum die Muskeln des Beckenbodens nicht mit derselben Sorgfalt behandelt werden sollten wie solche Muskeln, die Gelenke bewegen.

Es ist eine Selbstverständlichkeit, dass die Muskeln des Bewegungsapparates nach einer erzwungenen Ruhepause, etwa nach einem Knochenbruch, möglichst schnell wieder aktiviert werden. Das gilt jedoch offenbar nicht, wenn es sich um den Schließmuskel der Harnröhre handelt, der aufgrund eines Katheters künstlich außer Funktion gesetzt wurde. Ein entsprechendes Training überlässt man meist der Eigeninitiative des Patienten.

Für eine Stärkung der Muskulatur, auch der des Beckenbodens, ist es nie zu spät. Tägliches Training liefert den Beweis.

Sie können sich darauf verlassen, dass es möglich ist, die Beckenbodenmuskulatur zu trainieren. Wie Sie gerade gelesen haben, ist das in erster Linie eine Frage der Koordination. Sie können den Schließmuskel der Harnröhre lokalisieren, wenn Sie, wie auf Seite 58 beschrieben, vorgehen.

■ Das Prinzip des Krafttrainings

Um den Beckenboden wirksam trainieren zu können, ist es wichtig, das Prinzip des Krafttrainings zu kennen und anzuwenden. Das bedeutet, dass eine Muskelkontraktion eine maximale Stärke haben muss, um aufbauend zu wirken. Man muss also mehr Kraft aufwenden, als man zu haben glaubt, und länger durchhalten, als man imstande zu sein meint. Und danach sollten Sie doppelt so lange entspannen. Der Muskel wird in der Ruhepause aufgebaut und deshalb ist es so wichtig, diese einzuhalten.

Die Erklärung für die vielen unbefriedigenden Trainingsresultate liegt oft darin, dass die betroffene Frau zwar angewiesen wird, eine bestimmte Anzahl an Kneifübungen durchzuführen – z. B. 50-mal am Morgen und 50-mal am Abend. Das Entscheidende ist jedoch nicht die Anzahl der Kneifübungen, sondern deren Qualität.

Nicht die Anzahl der Kneifübungen ist für den Erfolg entscheidend, sondern die Qualität der Ausführung.

Wenn Sie ganz sicher sein wollen, dass Sie Ihre Zeit nicht mit unzweckmäßigen Trainingsversuchen vergeuden, können Sie zu einem Gynäkologen gehen und die Stärke und Ausdauer Ihrer Beckenbodenmuskeln messen lassen. Auf der Grundlage dieses Messergebnisses erhalten Sie eine ganz persönliche und gründliche Instruktion für ein geeignetes Vorgehen beim Training. Nach einem gewissen Zeitraum können Sie das Resultat durch neuerliche Messung kontrollieren lassen.

Hilfen beim Beckenbodentraining

Ein sehr wirksames Training des Beckenbodens lässt sich auf einem Fahrradsattel ausführen, weil er durch seine Form einen perfekten Gegendruck leistet.

Ein ideales Hilfsmittel beim Training der Beckenbodenmuskulatur ist ein Fahrradsattel ...

● **Fahrradsattel-»Beißen«.** Wenn Sie Ihren Muskelsinn testen, indem Sie die Füße auf den Pedalen ruhen lassen und die Gesäßmuskeln und die Adduktoren der Oberschenkel bewusst entspannen, werden Sie eine direkte Antwort darauf erhalten, wo die Beckenbodenmuskeln liegen und wie stark sie sind. »Beißen« Sie mit allen Kräften um den Sattel herum und halten Sie so lange wie möglich aus.

Am Gegendruck können Sie spüren, dass die Muskelspannung sowohl hebend als auch sammelnd wirkt, und Sie erzielen ein wirklich effektives Training, weil Sie in dieser Situation ein Maximum an Kraft einsetzen können.

Da nicht alle die Gelegenheit haben, ihr Training auf einem Fahrradsattel zu praktizieren, kann man stattdessen mit den Händen einen Gegendruck erzeugen:

● **Händedruck-Anspannen.** Stehen Sie aufrecht mit etwas Abstand zwischen den Füßen und schauen Sie auf Ihre Handflächen – deren Breite passt gerade, um den Beckenboden damit zu bedecken. Decken Sie ihn mit der rechten Hand von vorn ab und mit der linken von hinten, so dass die Finger die Sitzhöcker erreichen. Die rechte Hand drückt fest gegen das Schambein – die linke gegen das Kreuzbein (Abb. 10). Drücken Sie mit Ihren Händen kräftig nach oben, so dass die Knochenvorsprünge des Beckens fest gestützt werden. Spannen Sie nun die Muskulatur mit aller Kraft und so lange wie möglich an. Entspannen Sie danach vollständig, so dass sich der Boden wieder nach unten abflacht.

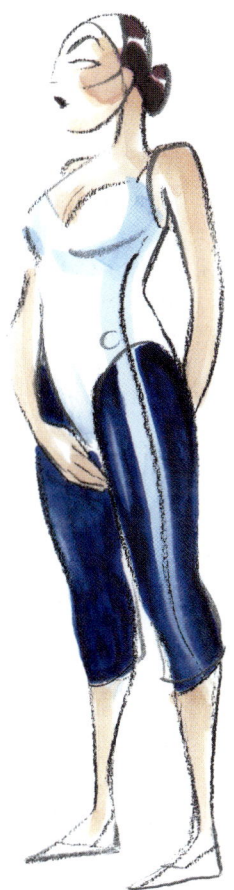

... doch die eigenen Hände tun's auch. Drücken Sie mit der rechten Hand fest gegen das Schambein, mit der linken gegen das Kreuzbein.

Abb. 10

Der Druck im Becken und die Venenpumpe

Beckendruck- und Venenpumpübungen im Überblick

- Kneifen im Stehen in zusammengesunkener Haltung, Seite 45
- Kneifen im Stehen in aufrechter Haltung, Seite 45
- Anti-Blasendruck-Übung, Seite 46
- Hüftpartie im Liegen anheben, Seite 48
- Fahrrad fahren, Seite 48
- Federnde Beinbewegungen auf allen vieren, Seite 49/50

Druck auf den Beckenboden

Die Beckenboden-muskeln sind leichter zu finden, wenn zuvor der Druck im Becken herabgesetzt wurde.

Inkontinenz kann auf verschiedene Weise beseitigt werden. Das gelingt zum einen dadurch, dass der Beckenboden gestärkt wird, zum anderen durch eine Minderung des Druckes von oben. Erfahrungsgemäß ist es leichter, die Beckenbodenmuskeln zu »finden«, wenn zuvor der Druck im Becken herabgesetzt wird. Das können Sie sofort leicht feststellen:

● **Kneifen im Stehen in zusammengesunkener Haltung.** Sehen Sie sich Abbildung 11 an und stellen Sie sich in derselben Haltung auf – zusammengesunken und mit vorgeschobenem Unterleib. Das ist eine schlechte Haltung – der Boden ist überlastet. Wenn Sie jetzt versuchen zu kneifen, werden Sie vielleicht merken, dass Sie dazu gar nicht in der Lage sind – Sie können die Muskeln nicht bewegen.

● **Kneifen im Stehen in aufrechter Haltung.** Stellen Sie sich gerade hin, wie Abbildung 12 zeigt, und versuchen Sie

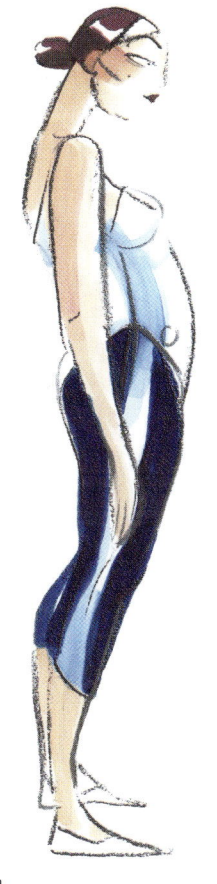
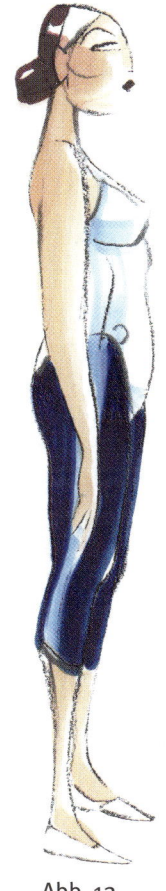

In zusammengesunkener Haltung (Abbildung 11) ist der Beckenboden überlastet – »Kneifen« ist nicht möglich.

Wenn Sie aufrecht stehen wie in Abbildung 12, ist »Kneifen« kein Problem mehr!

Abb. 11

Abb. 12

wieder zu kneifen. Achten Sie auf den Unterschied! Er ist überraschend.

Die Belastung ist von ganz besonderer Bedeutung und deshalb spielt die Körperhaltung eine große Rolle. Wenn Sie für einen Stadtbummel elegant angezogen sind und hohe Absätze tragen, sind Sie gezwungen, eine Haltung einzunehmen, die den Beckenboden belastet. Sie müssen deshalb häufiger zur Toilette gehen, als wenn Sie frisch-fröhlich mit flachen Absätzen unterwegs sind.

Was tun bei plötzlichem Blasendruck?

Der Druck im Beckenboden kann auf verschiedene Weise herabgesetzt werden:

● **Anti-Blasendruck-Übung.** Wenn Sie auf der Straße plötzlich in eine Notsituation geraten, hilft es, sich unverzüglich vornüber zu beugen, so dass die Verhältnisse in der Bauchhöhle auf den Kopf gestellt werden und der äußere Druck dadurch vermindert wird. Sie müssen eine Weile vornüber gebeugt stehen bleiben und Interesse für Ihren Schnürsenkel oder Ähnliches vortäuschen. Machen Sie dann ein paar Kneifübungen (Situationsverstärkung) und versuchen Sie, das Zwerchfell zu heben, wie es auf Seite 26 besprochen wurde. Das wirkt als Venenpumpe, und in dieser Haltung – wenn die Bauchhöhle über Herzhöhe liegt – wird der Rücklauf des venösen Blutes noch erleichtert, so dass der Druck in der Bauchhöhle herabgesetzt wird.

Die Venenpumpe erleichtert den Rücklauf des venösen Blutes und mindert den Druck in der Bauchhöhle.

■ **Die Venenpumpe**

Durch die Muskulatur der unteren Extremitäten wird das Blut in den Venen entgegen der Schwerkraft in Richtung Herz gepumpt. Die Venenklappen verhindern dabei, dass das Blut wieder zurücksinkt.

Wenn Sie sich nun gleichzeitig einreden, dass in der Blase Platz genug und es gar nicht notwendig ist, sie jetzt zu leeren, so dass die Vorstellung vom Entleerungsprozess verschwindet, wird Ihnen das zusätzlich helfen.

Verringerung des Druckes auf den Beckenboden

Das war eine Übung für den Augenblick, doch auch auf lange Sicht können Sie die Belastung verringern und die Druckverhältnisse verbessern, wenn Sie auf ein gesundes Gewicht und auf eine regelmäßige Verdauung achten und den Druck im Becken (den intrapelvinen Druck) niedrig halten.

Dieser Druck entsteht, weil der Mensch mit seinem aufrechten Gang beim Rücklauf des Venenblutes die Schwerkraft überwinden muss, sobald das Blut aus dem Bereich unterhalb des Herzens kommt. Außerdem kann das Gewicht der Eingeweide eine Zugwirkung hervorrufen, so dass diese zum Boden der Bauchhöhle herabsinken. Hierdurch entsteht ein direkter Druck auf die Organe, die sich zuunterst im Becken befinden. Vergleicht man Abbildung 19, Seite 59, wo die idealen Verhältnisse im Becken dargestellt sind, mit Abbildung 13, die den tatsächlichen Verhältnissen wahrscheinlich näher kommt, lässt sich unschwer vorstellen, dass ein solch erhöhter Druck viele Unannehmlichkeiten mit sich bringen kann – und Ursache für alle Beschwerden ist der geschwächte Kreislauf.

Der erhöhte Druck auf den Beckenboden kann viele Unannehmlichkeiten mit sich bringen, etwa Probleme mit Füßen, Beinen, Unterleibsorganen oder dem Beckenboden.

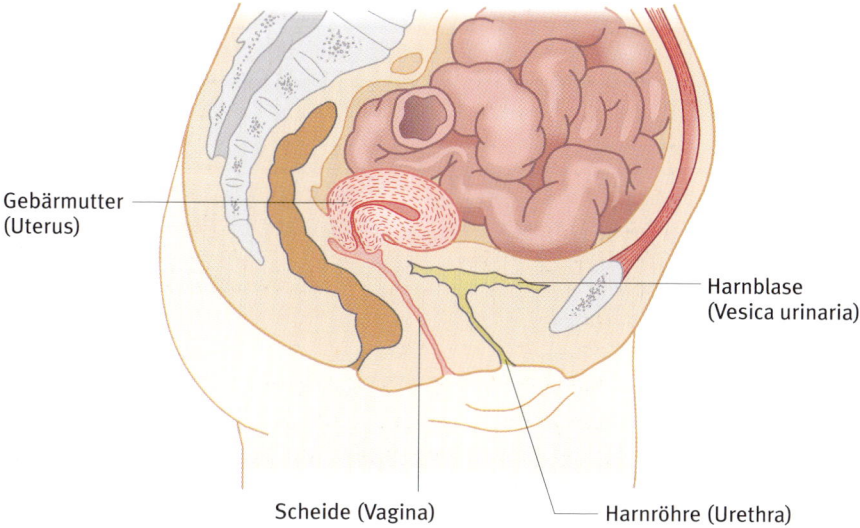

Gebärmutter (Uterus)

Harnblase (Vesica urinaria)

Scheide (Vagina)

Harnröhre (Urethra)

Abb. 13

Das gilt beispielsweise für Probleme mit den Füßen, Beinen, Unterleibsorganen oder dem Beckenboden. Auch Verstopfung hat mit dem Kreislauf zu tun und das andauernde Pressen bei trägem Stuhlgang kann weiter dazu beitragen, den Beckenboden zu schädigen. Hämorrhoiden sind darüber hinaus ebenfalls die Folge eines unzulänglichen Kreislaufes.

Venenpumpübungen sind eine wirksame Hilfe bei Beschwerden, die ein schwacher Kreislauf verursacht.

Viele Beschwerden aufgrund eines mangelhaften Kreislaufes können durch Venenpumpübungen günstig beeinflusst werden. Darum lassen Sie uns damit beginnen.

Venenpumpübungen

Die folgenden Übungen sollen den Rücklauf des venösen Blutes zum Herzen fördern. Um das zu erreichen, kann man entweder eine Lage einnehmen, in der das Herz tiefer liegt als der Unterleib (siehe Abb. 14, 15, 16, 17), so dass die Schwerkraft mithilft, oder man kann mithilfe von Muskelkontraktionen das Blut zum Herzen pumpen.

Indem man einen Muskel abwechselnd anspannt und entspannt, wird das Blut durch die Venen »gemolken«. Die Venenklappen bewirken, dass Blut nur zum Herzen hin strömen kann.

● **Hüftpartie im Liegen anheben.** Legen Sie sich auf den Rücken, ziehen Sie die Beine an und beugen Sie die Knie. Die Beine fallen etwas zur Seite und die Fußsohlen stehen fest am Boden auf. Pressen Sie nun die Füße kraftvoll auf den Boden und heben Sie die Hüftpartie (Abb. 14).

Durch die Muskelkontraktionen wird das Blut zum Herzen gepumpt.

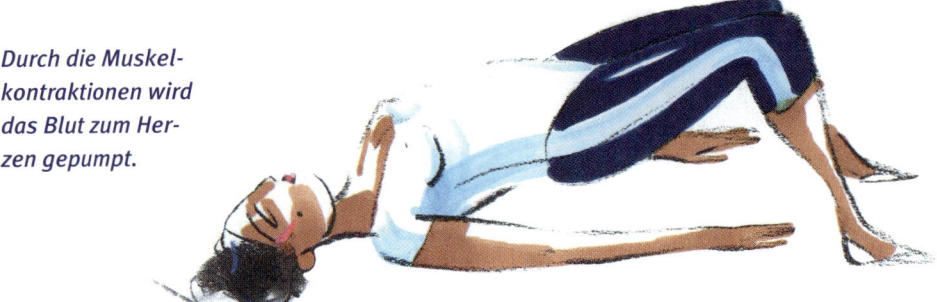

Abb. 14

● **Fahrrad fahren.** Legen Sie sich auf den Rücken, heben Sie die Beine hoch und fahren Sie langsam Fahrrad (Abb. 15). Wichtig: Die Knie sollen dabei möglichst gestreckt blei-

48

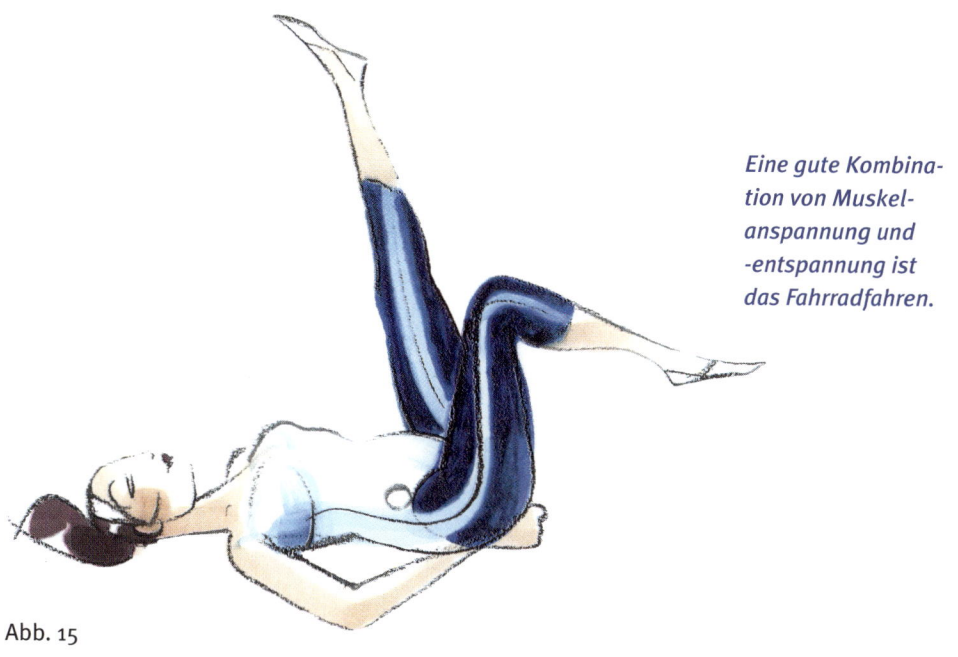

Eine gute Kombination von Muskelanspannung und -entspannung ist das Fahrradfahren.

Abb. 15

ben, damit die Muskulatur auf der Rückseite der Beine angespannt wird. Legen Sie Ihre geballten Fäuste oder ein Kissen unter die Hüfte, damit diese leicht angehoben wird.

● **Federnde Beinbewegungen auf allen vieren.** Wie oben schon erwähnt, kann man den Druck auch dadurch verringern, dass man sich nach vorn beugt. Gehen Sie in den Vierfüßlerstand. Beine und Arme sind angewinkelt und Unterschenkel und Unterarme liegen dabei zunächst auf dem Boden (Abb. 16). Kommen Sie nun mit dem Körper hoch, stützen Sie sich dabei auf die Hände (Abb. 17). Der Kopf bleibt unten. Strecken Sie die Beine abwechselnd nach hinten und führen Sie verschiedene federnde Bewegungen aus. Dabei werden die großen Beinmuskeln beansprucht.

Pumpübungen, die mithilfe des Zwerchfells durchgeführt werden, sind am wirkungsvollsten. Betrachten Sie nochmals Abbildung 2, Seite 25: Das Zwerchfell ist ein großer, flacher Muskel, der im entspannten Zustand einer Kuppel

49

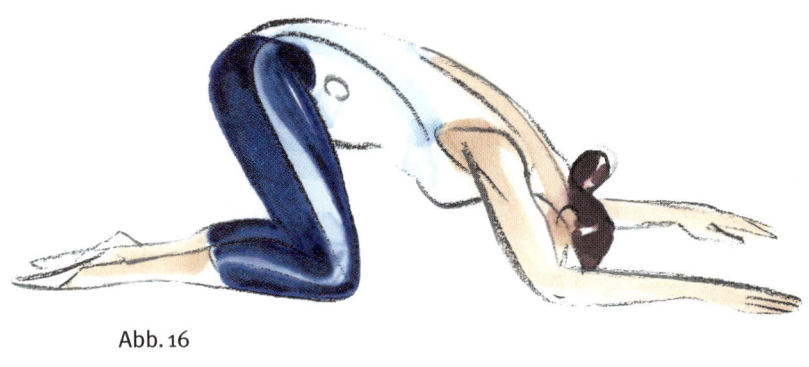

Abb. 16

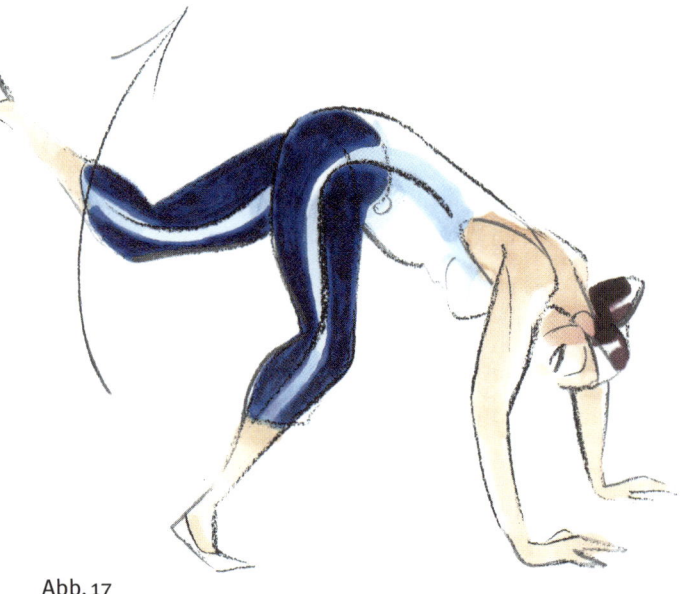

Auch Übungen auf allen vieren können den Druck verringern. Die federnden Bewegungen der Beine beanspruchen die großen Beinmuskeln.

Abb. 17

gleicht. Wenn er sich zusammenzieht, flacht er ab und bewegt sich nach unten, wobei er auf den Bauchinhalt drückt. Dabei entsteht ein Überdruck in der Bauchhöhle (der Raum unter dem Zwerchfell) und ein Unterdruck in der Brusthöhle (der Raum über dem Zwerchfell). Hebt sich das Zwerchfell, so drehen sich die Druckverhältnisse um.

Je stärker die Bewegungen des Zwerchfells sind, desto stärker ist auch die Pumpwirkung – Druck und Sog wechseln sich ab. Diese Übungen haben eine noch nachhaltigere Wirkung, wenn gleichzeitig die Schwerkraft mithilft (Abb. 14, 16), so dass zusätzliches Blut in Richtung Herz fällt.

Auf Seite 27 wird eine Stempelbewegung beschrieben, die geeignet ist, ein Körperbewusstsein zu erwerben und den inneren Raum gefühlsmäßig kennen zu lernen. Zwar handelt es sich bei dieser Übung bereits um eine Venenpumpübung, aber ihre Wirkung wird verstärkt, wenn man dabei eine Stellung wie in Abbildung 15 einnimmt.

Venenpumpübungen sind ein guter Weg, um mehr Körperbewusstsein zu erlangen. Die Wahrnehmung der Beckenbodenmuskeln wird Ihnen leichter fallen.

Wenn Sie diese Venenpumpübungen eine Weile durchgeführt haben, werden Sie sich wohler und erleichtert fühlen. Es wird Ihnen auch leichter fallen, die Beckenbodenmuskeln zu erspüren und Impulse sowohl für Spannung als auch für Entspannung auszusenden. Das bedeutet, dass Sie jetzt durch das Training einen Gewinn haben werden.

Ihr tägliches Trainings-programm

Da sich erfahrungsgemäß die meisten Frauen am liebsten an ein vorgegebenes Übungsprogramm halten wollen, möchte ich hier ein solches vorschlagen:

Machen Sie sich das tägliche Üben zu einer lieben Gewohnheit, die Sie nicht mehr missen möchten.

- Üben Sie etwa viermal am Tag.
- Wählen Sie dafür geeignete Zeitpunkte und machen Sie sich das Üben zur Gewohnheit.
- Erinnern Sie sich an das Prinzip des Krafttrainings: maximale Anstrengung gefolgt von einer doppelt so langen Pause mit totaler Entspannung der angestrengten Muskelgruppe.

Zeitpunkt und Durchführung

Es ist gleichgültig, in welcher Stellung Sie die Kneifübungen zu den verschiedenen Zeitpunkten ausführen – hier sind vier verschiedene Vorschläge:

Vor dem Aufstehen

- Bleiben Sie liegen, beugen Sie die Knie und stützen Sie zur Kontrolle den Beckenboden mit einer Handfläche.

Konzentrieren Sie sich auf Ihren Beckenboden, wo gleichzeitig zusammengekniffen, hochgesaugt und zugeschnürt wird.

- Konzentrieren Sie sich auf die »zusammenraffende« Empfindung im Beckenboden, wo gleichzeitig zusammengekniffen, hochgesaugt und zugeschnürt wird. Atmen Sie dabei gleichmäßig.
- Versuchen Sie ca. 5 Sekunden lang eine maximale Spannung aufrechtzuerhalten, entspannen Sie dann und ruhen Sie 10 Sekunden lang.
- Wiederholen Sie die Übung fünfmal. Sie sollten sich in gleichem Maße auf die Anspannung wie auf die Entspannung konzentrieren – nach und nach können Sie dann die Zeitspannen verringern.

Während der Arbeitszeit

● Setzen Sie sich auf einen harten Stuhl und neigen Sie sich leicht nach vorn, so dass sich das Gewicht des Rumpfes genau über der Scheidenöffnung befindet.

● Gehen Sie nun genauso vor, wie oben beschrieben: 5 maximale Anspannungen mit doppelt so langen Pausen. In den Pausen sollten Sie die Entspannung bewusst erleben.

Vergessen Sie während der Übungen das Ein- und Ausatmen nicht!

● Wenn Sie stärker und ausdauernder geworden sind, verlängern Sie die Zeitspannen schrittweise, bis hin zu 10 Sekunden Anspannung und 20 Sekunden Entspannung.

● Konzentrieren Sie sich auf die tiefe und gleichmäßige Atmung.

Auf dem Heimweg

Sie können z. B. auf dem Fahrrad, im Bus, in der Bahn oder beim Stau im Auto trainieren.

● Denken Sie konzentriert an die Wirkung der Muskeln und stellen Sie sich vor, dass Sie irgendetwas mit aller Kraft in sich emporsaugen.

● Auch hier gilt: 5 maximale Kraftanstrengungen. Die Ruhepause sollte doppelt so lang sein wie die Zeit der Kraftanstrengung.

Am Abend im Bad

● Der Mittelfinger liegt in der Scheide.

● Machen Sie 5 Kneifübungen von maximaler Stärke und mit doppelt so langer Entspannungspause.

Kneifen Sie so kräftig wie Sie können und entspannen Sie wieder.

● Provozieren Sie den Scheidenmuskel, indem Sie mit dem Finger fest dagegen drücken. Nehmen Sie eventuell zwei gespreizte Finger und stellen Sie fest, ob die Muskelwände die Finger zusammenpressen können.

● Kontrollieren Sie anschließend auch die Entspannung der Muskeln mit den Fingern, so dass Sie auch diese bewusst erleben.

Wann sind Sie stark genug?

Sie sind es dann, wenn Sie kontinent sind und wenn es überhaupt keine Probleme mehr mit dem Beckenboden gibt.

Ein ganz einfacher Hustentest zeigt Ihnen, ob Sie bereits stark genug sind.

Dazu ein ganz einfacher Versuch: Stellen Sie sich im Badezimmer hin und grätschen Sie die Beine, und zwar dann, wenn Ihre Blase voll ist und Sie einen starken Harndrang verspüren. Husten Sie nun so kräftig, wie Sie überhaupt können.

Wenn Ihre Füße bei diesem Versuch trocken bleiben, dann sind Sie stark genug! Trotzdem wäre es klug, sicherheitshalber weiterhin ein paarmal am Tag Kneifübungen zu machen.

Zusätzlich zu den eigentlich kräftigenden Übungen ist es auch wichtig, die Muskeln ab und zu durch einen kurzen, schnellen Wechsel zwischen Anspannung und Entspannung zu stimulieren. Sie können Ihre Fantasie zu Hilfe nehmen und sich vorstellen, dass Sie die rechte und linke Seite der Scheide zusammenklappen (wie das Klatschen in die Handflächen) – eine ganz leichte und schnelle Anspannung, die Sie sofort wieder lösen. Diese Übung wirkt stabilisierend und kreislauffördernd und Sie können sie so oft wiederholen, wie Sie möchten.

Die inneren Organe

Es ist sicher gut, parallel zur bewussten Wahrnehmung der Muskeln und der zunehmenden Kräftigung des Beckenbodens etwas über den Bau und die Funktion der Unterleibsorgane zu erfahren. Interessant ist auch eine Darstellung der physiologischen Verhältnisse beim Harnlassen. Am besten beginnen wir erst einmal damit, die Blase zu fühlen!

Die Blase

Legen Sie Ihre Finger auf die obere Kante des Schambeins und bohren Sie sie in die entspannte Bauchwand hinein – Sie stoßen direkt auf die Blase. Dieser Druck löst umgehend einen Harndrang aus, der augenblicklich wieder aufhört, sobald Sie loslassen.

Nun wissen Sie, wo die Blase liegt, dass ein äußerer Druck einen Entleerungsdrang hervorruft und dass eine Aufhebung des Druckes auch den Drang wieder aufhebt.

Die Blase lässt sich leicht ertasten. Sie selbst können einen Entleerungsdrang hervorrufen und auch wieder aufheben.

Ein Druck auf die Blase kann aus verschiedenen Gründen entstehen. Er kann von innen kommen, wenn sich die Blase ausdehnt (die Blase kann leicht einen halben Liter fassen, ohne dass sich der Druck sonderlich ändert, aber in der Regel entsteht der Entleerungsdrang, wenn sie einen Viertelliter enthält), oder von außen, wie Sie gerade feststellen konnten.

Frauen, die Kinder auf die Welt gebracht haben, werden sich sicher noch an die Schwangerschaftswochen erinnern, in denen ihre Blase ständig entleert werden musste. Das ungeborene Kind drückte auf die Blase. Auch Übergewicht kann zu solchen Beschwerden führen – und speziell ein zu hoher Druck im Unterleib (intrapelviner Druck, s. Seite 46).

■ Folgen eines plötzlichen Druckanstiegs

Plötzliche Druckänderungen in der Bauchhöhle, z. B. bei Husten und Lachen, können bei denjenigen Frauen, die einen schwachen Beckenboden haben, schnell zu unwillkürlichem Wasserlassen führen. Auch Springen und Laufen können unangenehme Folgen haben. Besonders ungünstig ist der Druck, der beim Heben von schweren Gegenständen entsteht, wenn man sich nicht darauf vorbereitet hat.

Wir können unsere Blasenmuskulatur nicht bewusst anspannen oder entspannen, sie unterliegt nicht unserem Willen.

Die Blase ist ein Muskel, der sich zusammenzieht, um Harn zu entleeren. Wir besitzen keine willkürliche Macht über die Blasenmuskulatur – im Gegensatz zur Skelettmuskulatur, die am Knochengerüst befestigt ist und dazu dient, dieses zu bewegen. Eine solche Muskulatur unterliegt dem Willen – wir können sie bewusst anspannen und wieder entspannen.

Anders verhält es sich mit der Muskulatur der inneren Organe (glatte Muskulatur); diese wird – mehr oder weniger unbewusst – von Gefühlen und der gedanklichen Vorwegnahme von Handlungen beeinflusst.

■ Urge-Inkontinenz

Bei dem Gedanken daran, dass die Blase entleert werden muss (sicherheitshalber ...), reicht bei einigen schon allein die Vorstellung des Vorganges aus, um ein Zusammenziehen der Blase zu bewirken. Und wenn die quer gestreifte Muskulatur, die den Strom aufhalten kann, nicht stark genug ist, entsteht eine unangenehme Situation: Die Blase entleert sich! Diese Art von Inkontinenz nennt man Urge-Inkontinenz oder Dranginkontinenz. Damit ist das unfreiwillige Harnlassen gemeint, das mit einem starken Drang zum Harnlassen verbunden ist. Die Blase zieht sich bei diesem unfreiwilligen Harnabgang zusammen.

Die Urge-Inkontinenz kann nervös bedingt sein – eine ärztliche Untersuchung zur Erhellung eventuell zugrunde liegender Krankheiten ist notwendig. Ein gut trainierter Beckenboden ist immer von Vorteil – es gibt allerdings keine Garantie dafür, dass Training allein dazu ausreicht.

Stressinkontinenz dagegen bedeutet unfreiwilliger Harnabgang bei Druckerhöhung in der Bauchhöhle – wie z. B. bei Husten, Niesen oder Heben. In diesem Fall zieht sich die Blase
beim Harnabgang nicht zusammen. Stressinkontinenz lässt
sich – wie Sie wissen – in den allermeisten Fällen erfolgreich
durch ein Rehabilitationstraining bekämpfen.

Blasentraining

Es ist sicher sehr hilfreich, ein gewisses Selbstvertrauen
hinsichtlich der Blasenkontrolle aufzubauen. Das lässt sich
etwa durch folgende Übung erreichen:

● **Schieben Sie den Gang zur Toilette so lange wie möglich auf!** Wenn Sie wissen, dass Sie den ganzen Tag zu Hause sind und folglich jederzeit zur Toilette gehen könnten,
probieren Sie doch einfach einmal, die Blase so lange wie
möglich nicht zu entleeren. Wie schon erwähnt, entsteht
der Entleerungsdrang bereits dann, wenn man nur daran
denkt, auf die Toilette zu gehen. Versuchen Sie diesen
Drang zu überwinden, indem Sie zum einen wirkungsvolle
Übungen durchführen (Venenpumpübungen, siehe Seite
48) und sich zum anderen darauf verlassen, dass die Blase
beträchtlich mehr Harn fassen kann.

*Trainieren Sie Ihre
Blase. Schieben Sie
den Gang zur Toilet-
te möglichst lange
hinaus.*

Schieben Sie den Gang zur Toilette möglichst lange hinaus.
Es hilft hervorragend, wenn man sich selbst davon überzeugen kann, dass es ganz und gar überflüssig ist, die Blase
oft zu leeren.

Die Harnröhre

Abbildung 18 zeigt die Lage der Blase. Sie liegt – wie Sie
auch selbst gerade spüren konnten – am Rande des Scham-
beines, und zwar vor und unter der Gebärmutter.

Anatomie der Harnröhre

Die Harnröhre ist etwa 4 cm lang und verläuft ungefähr
senkrecht. Von entscheidender Bedeutung für ihre Dichte

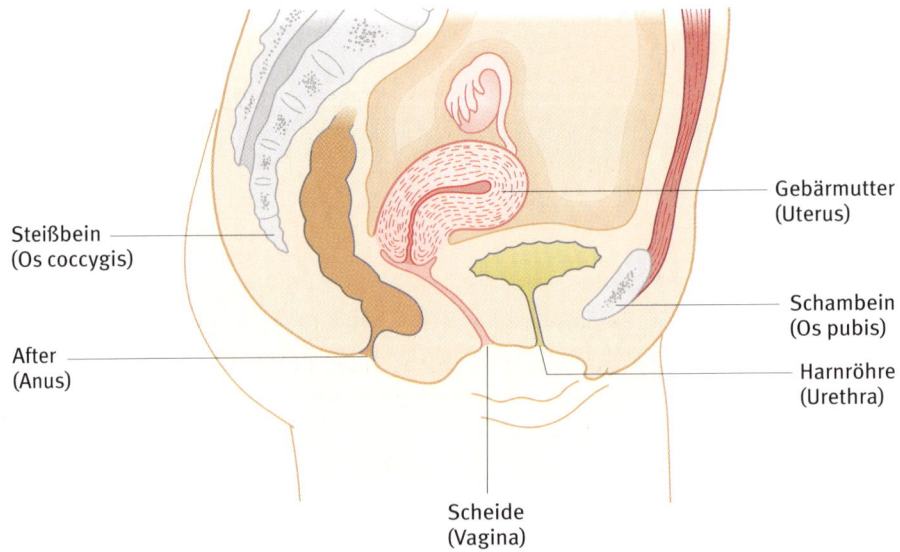

Gebärmutter
(Uterus)

Steißbein
(Os coccygis)

Schambein
(Os pubis)

After
(Anus)

Harnröhre
(Urethra)

Scheide
(Vagina)

Abb. 18

*Der Schließmuskel
der Harnröhre ist
unserem Willen un-
terworfen und damit
trainierbar.*

ist, dass die Röhre gestreckt bleibt. Das ist dann der Fall, wenn die Blase an ihrem angestammten Platz verbleibt. Dies wiederum ist größtenteils davon abhängig, ob die Beckenbodenmuskeln leistungsstark sind.

Der außen gelegene Teil der Harnröhre wird von einem Ringmuskel geschlossen, der dem Willen unterworfen ist.

Wenn Sie den Schließmuskel der Harnröhre lokalisieren wollen, können Sie folgendermaßen vorgehen: Nützen Sie eine Gelegenheit, bei der die Blase gut gefüllt ist und Sie einen kräftigen Strahl zustande bringen, z.B. nach dem Nachtschlaf. Beobachten Sie zuerst, wo Sie entspannen, unmittelbar bevor Sie beginnen, den Harn zu lassen. Wenn der Harnstrahl in Gang gekommen ist, setzen Sie den Willen ein (und damit den Schließmuskel), um den Strahl vollständig zu stoppen. Gleichzeitig müssen Sie sich darauf konzentrieren, wo Sie anspannen, um abzuschließen. Das ist vielleicht nicht so einfach, aber versuchen Sie es trotzdem ab und zu, um die genaue Stelle zu lokalisieren und um sich des Schließmuskels bewusst zu werden, damit Sie diesen trainieren können.

Wenn der Schließmuskel so stark ist, dass Sie einen kräftigen Strahl bewusst unterbrechen und die Harnröhre vollständig abschließen können, dann ist das ein Zeichen dafür, dass Ihr Beckenboden gut funktioniert.

Wer den Wasserstrahl bewusst unterbrechen kann, hat seinen Schließmuskel im Griff.

Die Blasenentleerung

Bei der Entleerung ändert sich sowohl die Form als auch die Lage der Blase. Gleichzeitig erweitert sich der obere Teil der Harnröhre, so dass alles zusammen einen Trichter bildet. Ferner senkt sich der Beckenboden automatisch, wobei sich die Harnröhre anspannt und verkürzt.

In Abbildung 18 sieht man die Harnröhre in ihrer ganzen Länge, wohingegen sie in Abbildung 19 hinter den Muskeln verborgen ist, die wie eine Schüssel den ganzen Beckenboden bedecken und die Organe stützen. Diese Organe sind zwar durch Sehnenbänder verankert, aber sie müssen darüber hinaus ordentlich gestützt werden.

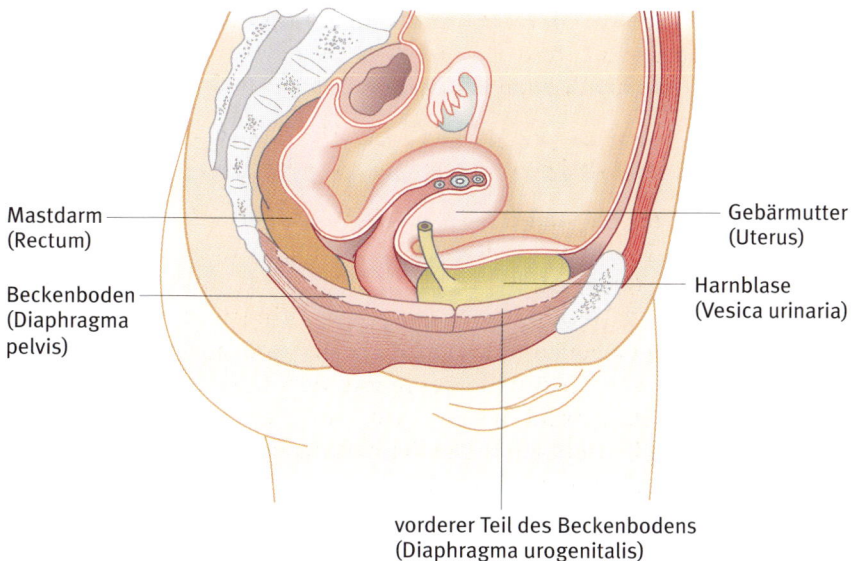

Mastdarm
(Rectum)

Beckenboden
(Diaphragma
pelvis)

Gebärmutter
(Uterus)

Harnblase
(Vesica urinaria)

vorderer Teil des Beckenbodens
(Diaphragma urogenitalis)

Abb. 19

59

Gebärmutter und Harnblase

Gebärmutter und Harnblase beeinflussen sich gegenseitig durch ihre Lage. Fällt die Gebärmutter vor, so »kippt« auch die Blase.

Aus Abbildung 18 geht deutlich hervor, dass sich Blase und Gebärmutter durch ihre Lage gegenseitig beeinflussen. Die Rückwand der Harnröhre ist mit der vorderen Wand der Scheide verwachsen, was zur Folge hat, dass die Blase »kentert«, wenn die Gebärmutter vorfällt.

In Abbildung 20 kann man erkennen, wie sie gemeinsam »Schiffbruch erlitten« haben. Wenn Sie Abbildung 18 zum Vergleich heranziehen, können Sie feststellen, wie die Gebärmutter ihre Lage verändert hat und die Blase gekippt ist, so dass deren Rückwand nun tiefer liegt als die Ausmündung der erschlafften Harnröhre. Das hat zur Folge, dass die Blase nicht vollständig geleert werden kann, was wiederum einen Nährboden für Bakterien bereitet.

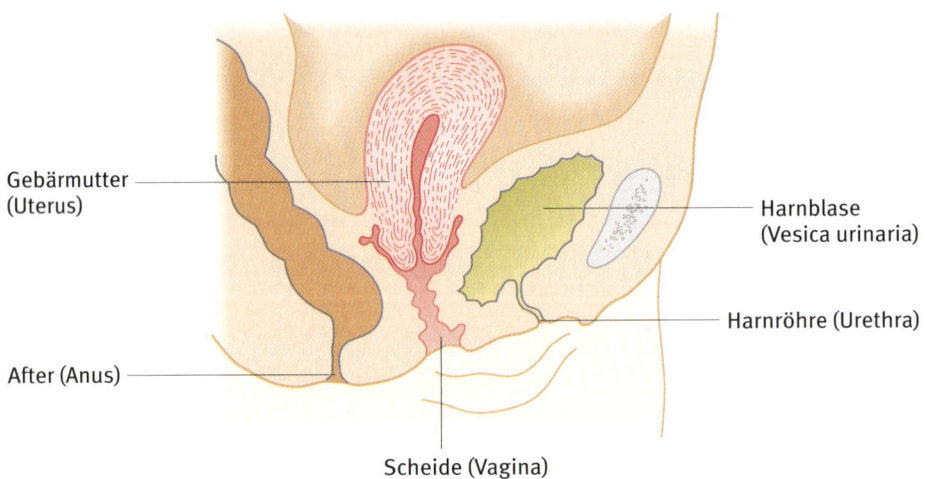

Gebärmutter (Uterus)

Harnblase (Vesica urinaria)

Harnröhre (Urethra)

After (Anus)

Scheide (Vagina)

Abb. 20

Die Ursache all dieser Beschwerden ist immer wieder der schwache und schlaffe Beckenboden, der die Organe nicht seiner Bestimmung entsprechend stützt.

Abbildung 21 zeigt die Perspektive eines fortschreitenden Prozesses, bei dem ein zu geringer Widerstand dem fortgesetzten Druck nicht standhalten kann: Die Gebärmutter

60

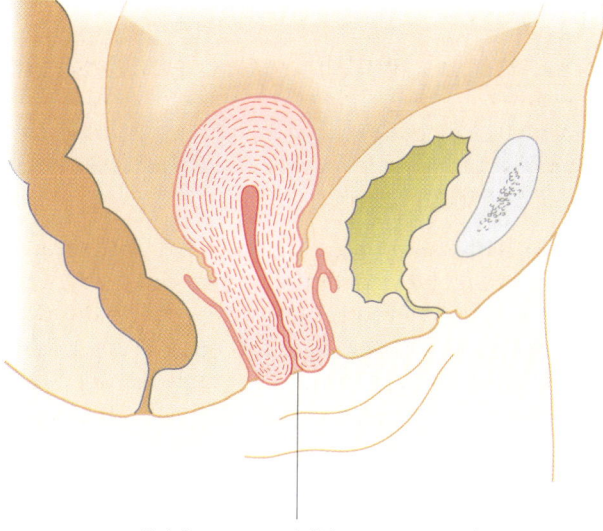

Gebärmuttervorfall (Genitalprolaps)

Abb. 21

fällt vor (prolabiert). Die Harnröhre ist dabei konstant schlaff und in diesem Stadium ist es wahrscheinlich zu spät, den Beckenboden wiederherzustellen.

Ist die Gebärmutter erst einmal vorge-fallen, ist es meist für eine Rehabilita-tion der Beckenbo-denmuskulatur zu spät.

■ So schaffen Sie ein Gleichgewicht

Zusammenfassend ist zu sagen: Es gilt, ein Gleichgewicht zwischen dem Druck von oben und der Kraft von unten aufrechtzuerhalten (oder wiederherzustellen). Hier gilt dieselbe Regel wie bei jeder Arbeitstechnik: Die Belastung darf die Widerstandsfähigkeit nicht überschreiten. Deshalb ist auch das Rezept dasselbe:

- Mindern Sie die Belastung (wie auf Seite 44 beschrieben).
- Verstärken Sie den Widerstand durch Beckenbodentraining.

Die Muskeln im Beckenboden

Die Beckenbodenmuskulatur ist äußerst kompliziert, da ihre Muskeln nach allen Richtungen hin verlaufen. Sie alle sind jedoch dem Willen unterworfen.

Aufbau des Beckenbodens

Von oben betrachtet besteht der Beckenboden aus einer schüsselförmigen Muskelplatte, die in verschiedene Richtungen verläuft.

Von oben gesehen besteht der Beckenboden aus einer schüsselförmigen Muskelplatte, die in verschiedene Richtungen verläuft (Abb. 22). Diesen Teil des Beckenbodens nennt man *Diaphragma pelvis*. In der seitlichen Ansicht zeigt der Beckenboden das Bild eines Trichters, der sich zum After hinzieht (Abb. 23). Wenn man den Verlauf der Fasern betrachtet, kann man verstehen, dass der Beckenboden imstande ist, sich kräftig zu heben.

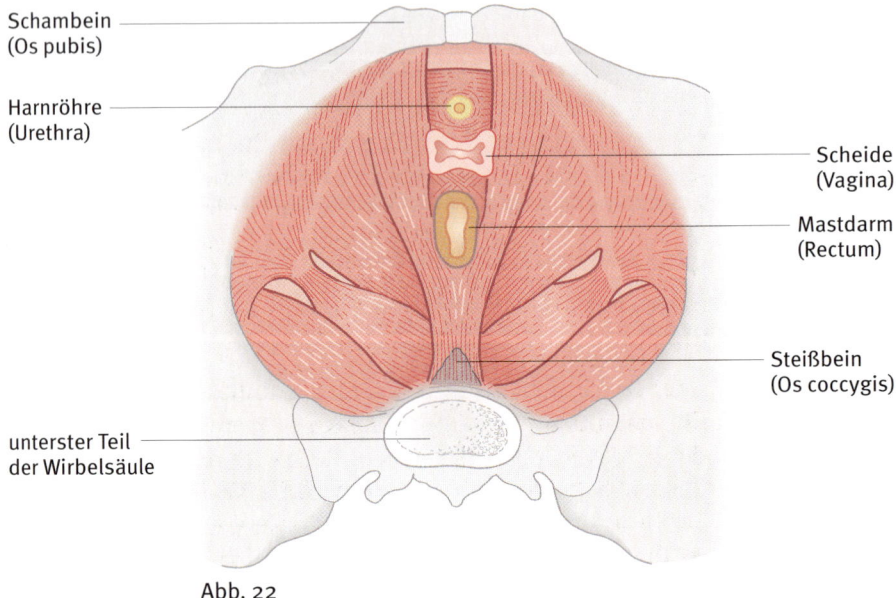

Schambein (Os pubis)

Harnröhre (Urethra)

Scheide (Vagina)

Mastdarm (Rectum)

Steißbein (Os coccygis)

unterster Teil der Wirbelsäule

Abb. 22

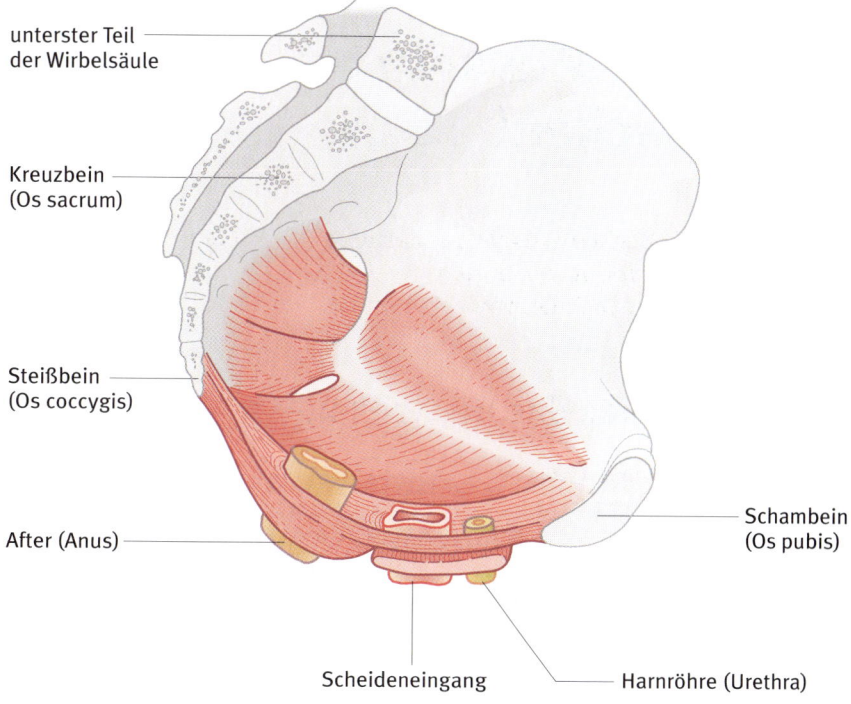

unterster Teil
der Wirbelsäule

Kreuzbein
(Os sacrum)

Steißbein
(Os coccygis)

After (Anus)

Schambein
(Os pubis)

Scheideneingang

Harnröhre (Urethra)

Abb. 23

Schauen Sie sich nochmals Abbildung 22 an. Beachten Sie besonders die Muskelpartie, die sich vom Schambein zum Steißbein erstreckt. Harnröhre und Scheide treten durch einen Spalt in der Muskulatur (Levatorspalte), mit der sie fest verbunden sind. Daraus lässt sich schließen, dass ein Training dieses Muskels nicht nur für das Harnlassen, sondern auch für die Sexualfunktion von Bedeutung ist, weil er beim Zusammenziehen sowohl die Harnröhre als auch die Scheide strafft.

In Abbildung 24 sehen Sie den Beckenboden von unten. Den hinteren Teil – das Gebiet um den Mastdarm – konnten Sie in Abbildung 22 von oben her sehen; der vordere Teil mit Harnröhre und Scheide stellt eine zusätzliche Verstärkung dar. Der vordere, schwächste Teil des Beckenbodens ist mit einer doppelten Sicherung ausgestattet. Hier

Ein starker Beckenboden ist nicht nur für das Harnlassen, sondern auch die Sexualfunktion von großer Bedeutung.

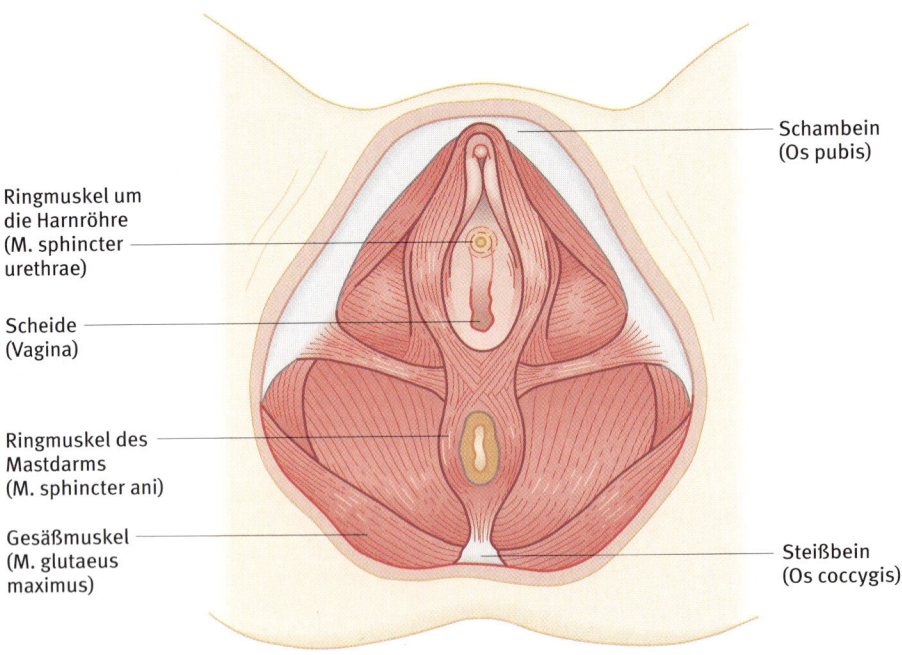

Schambein
(Os pubis)

Ringmuskel um
die Harnröhre
(M. sphincter
urethrae)

Scheide
(Vagina)

Ringmuskel des
Mastdarms
(M. sphincter ani)

Gesäßmuskel
(M. glutaeus
maximus)

Steißbein
(Os coccygis)

Abb. 24

Die Konstruktion der Beckenboden-muskeln – das Prinzip des doppelten Bodens – ist zugleich kompliziert und genial.

können Sie den Schließmuskel der Harnröhre erkennen, der ein selbstständig verlaufender Ringmuskel ist. Am Schambein entspringen allerdings auch Muskelfasern, die ringförmig Harnröhre und Scheide umgeben.

Man muss die komplizierte und geniale Konstruktion dieses »doppelten Bodens« – mit Muskeln, die kreuz und quer und schräg verlaufen – bewundern. Wenn man Abbildung 24 betrachtet, kann man die gesamte Bewegungsfunktion im Beckenboden ermessen: hebend, zum Mittelpunkt hin sammelnd und abschnürend.

Spüren der Beckenbodenbewegungen

Sie können die Bewegung der Beckenbodenmuskeln in ihrer Gesamtheit mit den Händen spüren, wenn Sie eine Stellung wie in Abb. 25 einnehmen und die Hüftpartie vom Fußboden heben. Die Handflächen reichen gerade aus, um damit den gesamten Beckenboden zu bedecken – die eine Hand soll von unten, die andere von oben kommen, so dass sich die Fingerspitzen berühren.

Man kann diesen Versuch genauso gut im Stehen durchführen; dann allerdings trägt der Beckenboden das Gewicht der Eingeweide und ist daher leicht gedehnt – d. h., er wölbt sich nach unten. In der in Abbildung 25 gezeigten Stellung ist der Beckenboden nicht belastet. So kann es zu größeren Bewegungsausschlägen kommen, wenn Sie das Verfahren, mit dem Sie bereits vertraut sind (Abb. 4), wiederholen.

Mit den Händen können Sie die Bewegung des Beckenbodens spüren, falls es Ihnen gelingt, ihn nach oben zu ziehen.

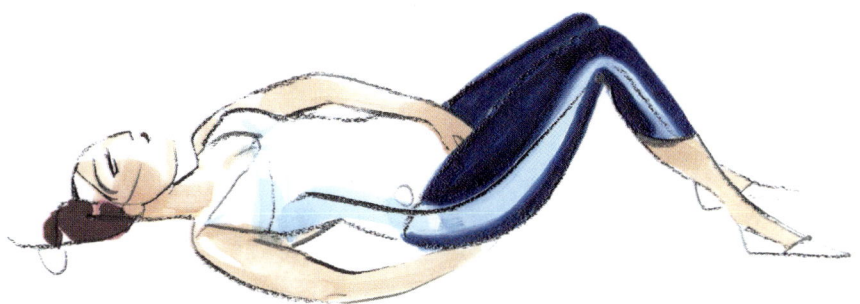

Abb. 25

Halten Sie den Atem an und pressen Sie das Zwerchfell nach unten (Bauchpresse) – wenn der Rahmen rundherum fest ist, gibt der Beckenboden elastisch nach. Sie bewirken mit diesem Vorgehen einen besonders deutlichen Bewegungsausschlag.

Im Anschluss daran erfolgt die Gegenbewegung, bei der man mithilfe der Muskeln, die unsere Rippen unterstützen, das Zwerchfell maximal anhebt. Die Vorderseite (Bauch) bewegt sich passiv nach innen. Versuchen Sie, den

Beckenboden nach oben zu ziehen, und erspüren Sie (eventuell gleichzeitig) mit den Händen, ob es Ihnen gelingt.

Nach dieser kurzen Übersicht über die umfangreiche Konstruktion des Beckenbodens wollen wir – da sich dieses Buch nun einmal mit Inkontinenz beschäftigt – unser weiteres Interesse speziell auf die Muskulatur um die Harnröhre richten.

Es gibt mehrere Kräfte, die dem Strom Einhalt gebieten können. Setzen Sie diese Kräfte während des Trainings ein, indem Sie alle Muskelgruppen, die das Geschehen beeinflussen, aktivieren.

■ Viele Kräfte

In unmittelbarer Nähe der Blase tritt die Harnröhre durch die Levatorspalte, die das Schließvermögen willkürlich beeinflussen kann und den obersten Teil der Harnröhre hält. Etwas tiefer wird die Harnröhre vom Schließmuskel umschlossen, der ebenfalls willentlich gesteuert werden kann. Es gibt also mehrere Kräfte, die gemeinsam dem Strom Einhalt gebieten können. Daher ist es wirklich lohnenswert, all diese Kräfte beim Training einzusetzen.

Der angespannte Beckenboden

Ihr Übungsprogramm

Entlastungsübungen des Beckenbodens im Überblick

- Becken in die Höhe heben, Seite 73
- Rütteln und Hüpfen des Beckens, Seite 74
- Rad fahren/Beine schütteln, Seite 74
- Fußknöchel kreisen lassen/Beinschere, Seite 74

Atmungsübungen im Überblick

- Tiefes Ein- und Ausatmen in Rückenlage, Seite 75
- Tiefes Ein- und Ausatmen im Sitzen, Seite 76
- Tiefes Ein- und Ausatmen in Bauchlage, Seite 77
- Seufzen und Stöhnen, Seite 77
- Tiefes Ein- und Ausatmen in Seitenlage, Seite 77

Immer mehr Frauen suchen ihren Arzt auf, weil sie unter Schmerzen leiden, deren Ursache in einem angespannten Beckenboden liegen. Deshalb möchte ich auf dieses spezielle Problem an dieser Stelle etwas näher eingehen.

Auswirkungen der Dauerspannung

Bislang ging es überwiegend darum, einen schlaffen und schwachen Beckenboden zu trainieren, um Stressinkontinenz zu vermeiden. Es gibt allerdings auch Frauen, die unter dem entgegengesetzten Problem leiden: Die Muskulatur ist angespannt. Es herrscht also ein ständiger Spannungszustand.

Nicht nur der schlaffe Beckenboden bereitet Probleme. Es gibt auch Frauen, deren Muskulatur ständig angespannt ist, was sehr schmerzhaft sein kann.

67

Somit besteht nicht nur Bedarf an Unterweisung für Muskeltraining, sondern es ist auch Unterricht notwendig, der die Verminderung von Spannung vermittelt.

Ziel sollte ein natürliches Gleichgewicht zwischen Spannung und Entspannung sein. Das hält die Muskulatur gesund.

■ Spannung und Entspannung

Zielsetzung eines jeden Trainings sollte es sein, ein besseres Körpergefühl und ein natürliches Gleichgewicht zwischen Spannung und Entspannung zu finden. Gefördert werden soll der Aufbau einer gesunden Muskulatur, die sowohl die erforderliche Stärke aufbringen als auch vollständig entspannen kann.

Ein Muskel ist etwas Lebendiges. Er kann sich anspannen und entspannen – sowohl bewusst als auch unbewusst. Er kann in einem Spannungszustand verbleiben und er kann dauerhaft schlaff sein. Er kann stark oder schwach sein. Aber es ist leider auch möglich, dass ein schwacher Muskel ständig angespannt ist und das ist eine ungünstige Konstellation, denn auch eine geringe Spannung, die längere Zeit andauert, ist schlecht. Sie kennen sie vom »Schulterjoch«, den angehobenen Schultern und Verspannungen im Nacken, die eine Myositis (Muskelentzündung) verursachen. In allen Muskeln – also auch in denen des Beckenbodens – kann eine Myositis entstehen, wenn eine ständige Spannung vorherrscht.

Ursachen für einen angespannten Beckenboden

Ein dauerhafter Spannungszustand der Beckenbodenmuskulatur kann sowohl seelische als auch körperliche Ursachen haben – in jedem Fall ist er schädlich.

Es gibt sowohl seelische als auch körperliche Gründe für eine solche Dauerspannung.

Ein Beispiel für einen Spannungszustand mit seelischer Ursache im Beckenboden ist der Vaginismus. Hierbei handelt es sich um einen krampfartigen Zustand der die Scheide umgebenden Muskeln. Die Ursache ist meist Angst. Der Vaginismus verhindert durch die Verengung der Scheide ein normales Geschlechtsleben. Seine Behandlung besteht einerseits in der Auseinandersetzung mit der Angst; andererseits muss eine Unterweisung in Entspannungstechniken sowie eine Schulung zum Gebrauch der Muskeln erfolgen.

● Eine körperliche Ursache für das Angespanntsein der Beckenbodenmuskulatur kann unter anderem eine schlechte Sitzhaltung sein. Wenn Sie mit fest zusammengepressten Beinen sitzen, beeinträchtigen Sie die Durchblutung. Bei ständig übereinandergeschlagenen Beinen wird sowohl der Kreislauf behindert als auch eine Schiefstellung des Beckens bewirkt, die dann einen Spannungszustand hervorrufen kann. Auch ein Stuhl mit Rädern, der etwa auf einer glatten Unterlage ständig festgehalten werden muss, kann für die Anspannung mitverantwortlich sein.

Eine schlechte Sitzhaltung kann zu angespannten Beckenbodenmuskeln führen. Übereinander geschlagene Beine beeinträchtigen nicht nur die Durchblutung, sie bewirken auch eine Schiefstellung des Beckens. Die Folge ist ein Spannungszustand.

Wenn Sie obendrein noch nervös sind – also allgemein angespannt –, dann werden die physischen Ursachen noch von solchen psychischer Art verstärkt.

● Es gibt darüber hinaus andere Ursachen für Verspannungen des Beckenbodens: Viele Frauen, die fast den ganzen Tag heben und tragen müssen, kneifen »sicherheitshalber« ununterbrochen. Auch alle Unterleibs- und Harnwegsleiden verursachen Verspannungen.

Einige Frauen »kneifen« sicherheitshalber ununterbrochen – dadurch verspannt der Beckenboden.

Nach den Erfahrungen des Gynäkologen Torben von Herbst und der Psychologin Erika von Herbst, die speziell mit Stärkemessungen der Beckenbodenmuskulatur arbeiten, gibt es viele Ursachen für Angespanntheit in diesem Bereich. Bei Unterleibsleiden besteht oft eine andauernde Spannung – ebenso bei Ausfluss. Dasselbe gilt für Blasenentzündungen und ganz allgemein für schmerzhafte Zustände und Entzündungen. Der Beckenboden wird dann aus einer Abwehrhaltung heraus angespannt.

Torben von Herbst betont eine besondere Ursache für andauernd starke Anspannung: falsche Gewohnheiten beim Harnlassen.

Gewohnheiten beim Harnlassen

Viele Frauen vergessen den Gang zur Toilette oder schieben ihn bewusst hinaus, andere wiederum rennen ständig dorthin – beides sind schlechte Gewohnheiten.

Einige Frauen lassen zu oft Harn – andere halten ihn zu lange an. Letzteres geschieht häufig dann, wenn man die Benutzung der Toilette am Arbeitsplatz vermeiden will und wartet, bis man nach Hause kommt. Torben von Herbst erwähnt ausdrücklich ältere Damen, die den Gang zur Toilette ganz vergessen, wenn sie beim Bingo-Spiel sind. Wenn sie sich dessen plötzlich bewusst werden, können sie die Toilette nicht mehr rechtzeitig erreichen. Der Arzt rät zu regelmäßigem Harnlassen – bei älteren Frauen ca. alle drei Stunden.

Es gibt aber auch Frauen, die ständig einen Harndrang spüren. Sie spannen den Beckenboden an, um dieses Gefühl zu unterdrücken. Der Grund für diesen Drang ist, dass sie sich auf der Toilette meist nicht genug Zeit nehmen, ihre Blase vollständig zu entleeren. Es hat sich ihrem Bewusstsein gewissermaßen eingeprägt, dass die Toilette ein Ort ist, an dem man sich beeilt. Draußen warten andere. Die Pause ist kurz. Und so verwendet man die Bauchpresse, damit es schneller geht.

Gute Gewohnheiten

Genauso wie man gute Essgewohnheiten lernt, kann man sich auch zu guten Gewohnheiten beim Harnlassen erziehen. Die folgenden Empfehlungen helfen dabei:

Schlechte Gewohnheiten beim Harnlassen können weit reichende Folgen haben. Es lohnt sich also, damit zu brechen und gute Gewohnheiten zu erlernen.

- Entleeren Sie die Blase regelmäßig!
- Setzen Sie sich richtig hin!
- Vermeiden Sie die Anwendung der Bauchpresse!
- Entspannen Sie sich!
- Lassen Sie sich Zeit!
- Entleeren Sie die Blase vollständig!

Wenn eine Blase über längere Zeit nicht gründlich entleert wurde, ändern sich die Reflexe. Das bedeutet, wenn Sie sich hinsetzen, entspannen und Harn lassen, hört die Anregung auf, sobald die übliche Menge Harn ausgelaufen ist. Deshalb sollten Sie warten. Sie sind noch nicht fertig, aber die Blase braucht Zeit, um sich auf Ihre neuen Gewohnheiten einzustellen. Wenn Sie zu den Frauen gehören, die ihren Harn schnell lassen, die Bauchpresse anwenden und plötzlich aufhören zu pressen, dann brauchen Sie eine Weile, um neue, gesunde Gewohnheiten herauszubilden. Die Blase hat sich nämlich darauf eingestellt, die Entleerung nach kurzer Zeit abzubrechen.

Einige Frauen entspannen am besten, wenn sie zurückgelehnt sitzen – der Vorteil dieser Haltung besteht darin, dass die Verwendung der Bauchpresse ausgeschlossen ist. Andere ziehen es vor, vornüber gebeugt zu sitzen und den Kopf zwischen den Händen zu halten. Das ist eine gute Ruhestellung, aber Sie müssen Acht geben, dass Sie nicht die Bauchpresse anwenden (woran Sie vielleicht gewöhnt sind).

Es wäre sinnvoll, gerade die Situation des Harnlassens auszunutzen, um die Entspannung des Beckenbodens zu üben. Konzentrieren Sie sich nur darauf, wo in Ihrem Körper Sie den Harn loslassen. Sie sollen nicht aktiv sein, nicht pressen, bloß nachgeben und sich fallen lassen. Geben Sie sich diesem Prozess anheim und genießen Sie ihn. Wenn Sie glauben, fertig zu sein, dann bleiben Sie trotzdem sitzen und entspannen Sie weiter. Nach einer Weile fließt noch ein bisschen Harn. Bleiben Sie weiter sitzen und entspannen Sie so lange, bis Ihre Blase vollständig entleert ist – jetzt ist alles in Ordnung.

Entspannen Sie ganz bewusst beim Harnlassen – Ihren Beckenboden, sich selbst. Nach einer Weile wird eine gute Gewohnheit daraus.

Das war kein aktiver Einsatz – nicht Sie waren es, die Ihre Blase entleert haben, sondern die Blase hat sich entleert, weil Sie die Umstände auf die beste Art geordnet haben. Wenn Sie sich vornehmen, sich bei jedem Toilettenbesuch auf die Entspannung der Muskeln des Beckenbodens zu konzentrieren, dann üben Sie automatisch einige Male pro Tag. Nach und nach bildet sich eine Gewohnheit aus, über die Sie gar nicht mehr nachdenken. So soll es sein.

Das »richtige« Beckenbodentraining

Wie Sie wissen, gibt es viele Gründe für Muskelverspannungen im Beckenboden und derartige Probleme hat es wohl immer schon gegeben. Doch wenn Ärzte plötzlich vermelden, dass die Zahl der Patientinnen mit angespanntem Beckenboden zunimmt, sollten alle, die Beckenbodentraining befürworten, aufhorchen. Woran liegt dieser allgemeine Anstieg?

Kneifübungen allein sind nicht alles. Auch auf die Wahrnehmung des Körpergefühls und auf die richtige Entspannung sollte beim Beckenbodentraining großer Wert gelegt werden.

Ich kann mich des Gedankens nicht erwehren, dass sie dem großen Interesse für Beckenbodenübungen in den letzten Jahren zuzuschreiben ist. Der Beckenboden ist – wenn ich das so ausdrücken darf – in den Blickpunkt des Interesses gerückt. Es ist »in«, Kneifübungen zu machen, und hier liegt wohl auch die Unzahl der Missverständnisse: Vielleicht wird zu viel Energie aufgebracht, vielleicht werden die Zusammenhänge zu wenig verstanden, vielleicht reichen die Informationen nicht aus. Vielleicht hat man zu großes Gewicht auf die Kneifübungen und zu wenig auf die Entspannung und das Körpergefühl gelegt. Deshalb will ich etwas ausführlicher darauf eingehen.

Entspannung lässt sich trainieren

Wir können ganz bewusst anspannen und entspannen, und was man bewusst tun kann, kann man auch verfeinern. Wir können die Fähigkeit, Impulse zur Beendigung der Anspannung auszusenden, schulen – es handelt sich dabei um die so genannten hemmenden Impulse.

Lernen Sie Ihre Muskeln abwechselnd anzuspannen und zu entspannen. Dies führt zu einem bewussten Körpergefühl.

■ Entspannungstraining ist wichtig

Das Hinführen zu einem bewussten Körpergefühl ist ein Ziel der Entspannung. Es könnte der Beginn sein, sich selbst auf eine neue Art und Weise kennen zu lernen – mit all den Hemmungen und nicht erkannten Möglichkeiten. Es geht darum, ein Gefühl für den Anspannungsgrad der Muskeln zu entwickeln und dabei sinnliche Erfahrungen zu sammeln. Bei wechselndem Anspannen und Entspannen eines Muskels erlebt man die Kontrastwirkung. Allmählich lassen sich dann verschiedene Spannungsgrade deutlich unterscheiden – ob man stark, mäßig oder gar nicht anspannt.

Bei den Muskeln des Armes lässt sich der Anspannungsgrad wesentlich leichter erkennen als bei den Muskeln des Beckenbodens. Bezüglich unserer Arme haben wir eine ganz andere Erfahrungsgrundlage – wir können sie sehen und die Muskeln bewegen Glieder.

Es fällt uns leicht, die Muskeln des Armes bewusst zu benutzen, da wir den Arm und sein Muskelspiel sehen können.

Ballen Sie die Faust, beugen Sie den Ellbogen, spannen Sie den ganzen Arm an. Spannen Sie ihn ein bisschen weniger an, noch ein bisschen weniger und noch ein bisschen weniger und lassen Sie ihn dann ganz schlaff herabfallen. Das war leicht! Aber nun geht es darum, dieses Verfahren auf den Beckenboden zu übertragen. Das ist wesentlich schwieriger, weil diese Muskeln keine Glieder bewegen und wir sie auch nicht sehen können. Aber wir sind gezwungen, ganz bewusst Erfahrungen mit der Minderung von Spannung zu machen.

Als Erstes müssen wir den Druck gegen den Beckenboden vermindern. Vielleicht sollten Sie das Kapitel über den Druck im Becken und die Venenpumpübungen noch einmal lesen (ab Seite 46).

● **Becken in die Höhe heben.** Ich schlage vor, dass Sie sich auf den Rücken legen. Sehen Sie sich die Zeichnung (Abb. 26) an. Pressen Sie Füße, Arme und Schultern fest an den Boden und heben Sie gleichzeitig das Becken hoch. Auf diese Weise kommt das Herz in eine tiefere Lage als die Bauchhöhle, wodurch der Kreislauf entlastet wird. Ebenso

Pressen Sie Füße, Arme und Schultern fest an den Boden und heben Sie gleichzeitig das Becken hoch. Auf diese Weise vermindern Sie den Druck gegen den Beckenboden.

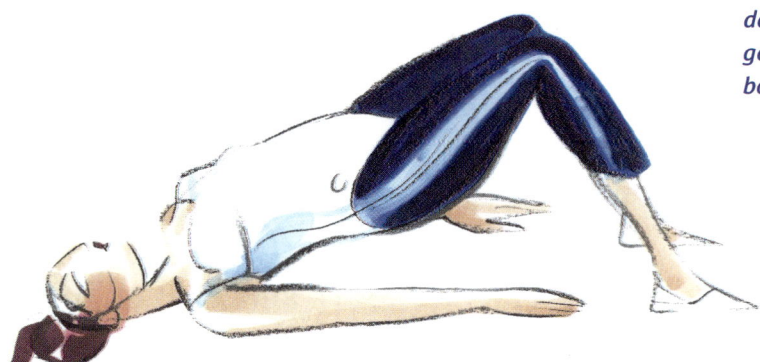

Abb. 26

entlasten Sie den Beckenboden, wenn die inneren Organe zurückrutschen. Diese Stellung ist insgesamt sehr günstig, um Venenpumpübungen durchzuführen.

● **Rütteln und Hüpfen des Beckens.** Nun rütteln Sie den Körper von der einen zur anderen Seite und danach »hüpfen« Sie mit dem Becken auf und ab. Tun Sie dies so lange wie möglich und machen Sie beide Übungen wechselweise.

Radeln Sie, schütteln Sie die Beine, kreisen Sie mit den Fußknöcheln oder machen Sie die Beinschere – lassen Sie sich alle möglichen Bewegungen einfallen, während die Beine höher als das Herz liegen.

● **Fahrrad fahren/Beine schütteln.** Danach legen Sie sich wieder auf den Rücken. Schieben Sie ein Kissen unter die Hüftpartie, so dass der Unterleib etwas höher liegt als das Herz. Nun radeln Sie und schütteln die Beine – lassen Sie sich alle möglichen Bewegungen einfallen, während die Beine höher liegen als das Herz (Abb. 27).

● **Fußknöchel kreisen/Beinschere.** Bleiben Sie wie bei der Übung zuvor in Rückenlage. Heben Sie die Beine hoch und kreisen Sie mit den Fußknöcheln und machen Sie die Beinschere (Abb. 28).

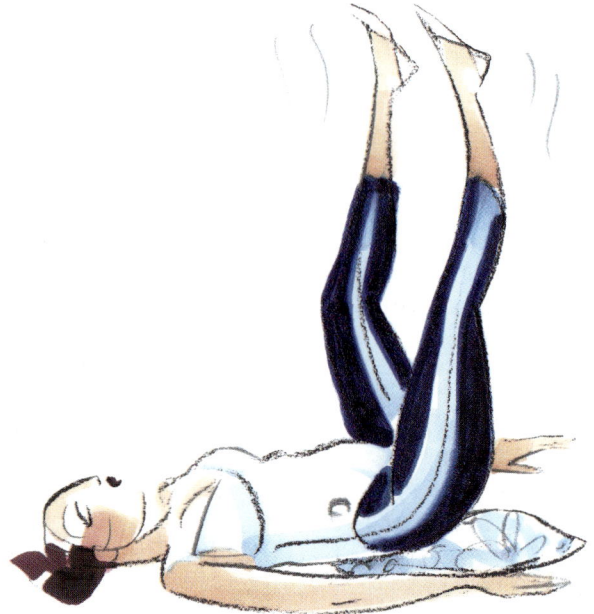

Abb. 27

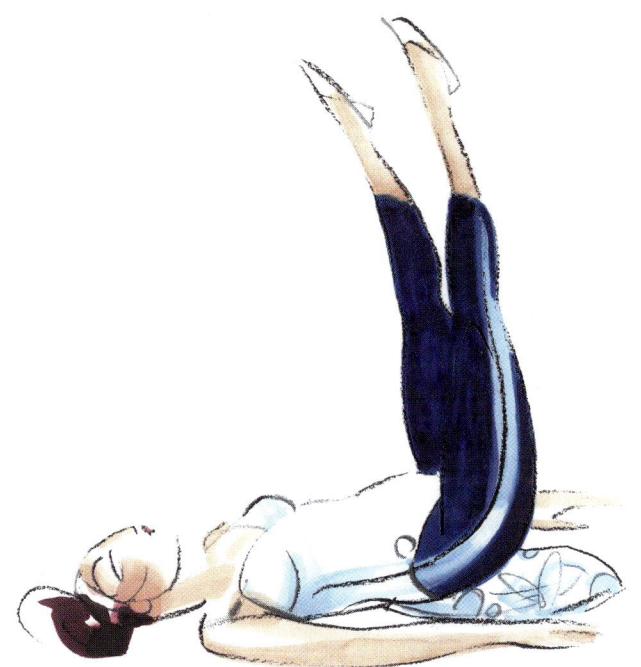

Entlasten Sie den Beckenboden: Kissen unter den Po, Beine in die Luft und wie bei der Schere hin und her bewegen ...

Abb. 28

Richtig atmen

Jetzt sind Sie darauf vorbereitet, sich mit den Muskeln des Beckenbodens zu beschäftigen. Wenn der innere Druck gegen den Beckenboden verringert wird, ist es erfahrungsgemäß leichter, dorthin Impulse zu senden.

● **Tiefes Ein- und Ausatmen in Rückenlage.** Legen Sie sich so bequem wie möglich auf den Rücken. Vielleicht brauchen Sie eine kleine Schlummerrolle im Nacken – jedenfalls sollten Sie ein dickes Kissen unter den Knien haben, damit die Lende entlastet wird. Lassen Sie die Knie locker nach außen fallen (Abb. 29). Versuchen Sie, sich ganz der Schwere anheim zu geben, und atmen Sie tief aus. Nichts darf Sie beengen – weder äußerlich noch innerlich. Stellen Sie fest, ob Sie Ihren Beckenboden spüren können, ob Sie ihn locker lassen können. Sie sollen sich offen und

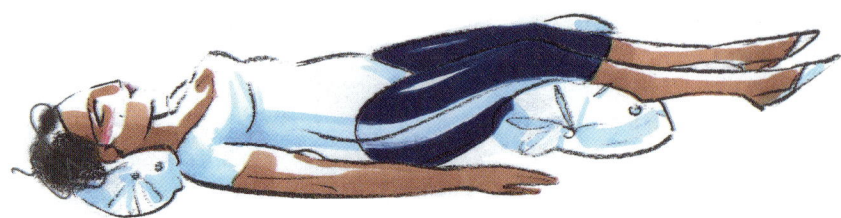

Abb. 29

Lassen Sie einmal ganz tief los und entspannen Sie. Vergessen Sie dabei nicht, tief ein- und auszuatmen.

leer fühlen, so als ob Sie sich selbst ganz losließen. Angespannten Menschen fällt es weitaus schwerer, loszulassen als festzuhalten.

Liegend sollen Sie Ihr tiefes Atemholen erleben. Der Bauch hebt sich, die Seiten weiten sich, die Lenden drücken auf den Fußboden und der Beckenboden gibt nach.

Stellen Sie sich den ganzen Bereich, der unterhalb des Zwerchfells liegt, als einen großen Sack vor, der sich in alle Richtungen hin erweitert, indem sich das Zwerchfell senkt und die Luft in die Lungen strömt. Wenn die Luft beim Ausatmen wieder ausströmt, kehrt alles in seine Ausgangsposition zurück. Sie werden unablässig durch ein Zu- und Abnehmen umgestaltet. Nicht Sie sind es, die Atem holen – es atmet Sie.

Legen Sie eine Handfläche auf Ihren »Boden« und fühlen Sie im Sitzen diese ganz kleine Bewegung.

Setzen Sie sich entspannt auf einen bequemen Stuhl, legen Sie die rechte Hand unter sich, atmen Sie tief ein und aus und entspannen Sie ...

● **Tiefes Ein- und Ausatmen im Sitzen.** Vielleicht gelingt Ihnen Folgendes noch besser: Setzen Sie sich auf einen gepolsterten Stuhl, zurückgelehnt und mit runden Schultern. Legen Sie Ihre rechte Hand unter sich, so dass Sie auf der Handfläche sitzen; diese kann gerade den ganzen Beckenboden erfassen. Entspannen Sie und atmen Sie tief und ruhig. Stellen Sie fest, wie die Hand jedes Mal, wenn der Bauch sich vorwölbt, einen leichten Druck wahrnimmt. Erleben Sie, wie beides immer gleichzeitig auftritt. Wieder handelt es sich nicht um etwas, das Sie machen – es ist etwas, das mit Ihnen geschieht.

76

● **Tiefes Ein- und Ausatmen in Bauchlage**. Wenn es Ihnen schwer fällt, alle Spannungen zu lockern, dann versuchen Sie die Übung noch einmal in Bauchlage. Auch dabei müssen Sie sich mit Kissen und Schlummerrolle einrichten. Vielleicht nehmen Sie nur ein sehr großes Kissen (Abb. 30), so dass Sie absolut gut liegen. Mit »gut« meine ich eine Lage, in der Sie sich ganz loslassen können.

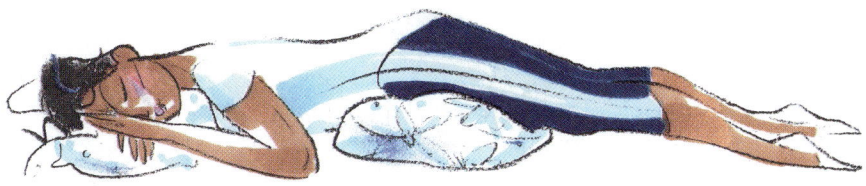

Abb. 30

● **Seufzen und Stöhnen**. Seufzen löst Schultern und Brustpartie – ein Stöhnen löst das Zwerchfell und gleichzeitig die Muskeln der Lenden und des Bauches. Versuchen Sie, ob es Ihnen gelingt, das Stöhnen mit der Entspannung des Beckenbodens zu verbinden.

Seufzen und stöhnen Sie. Seufzen löst Schultern und Brustpartie, Stöhnen löst Zwerchfell und die Muskeln der Lenden und des Bauches.

Spannen Sie zuerst an und atmen Sie danach tief aus, indem Sie entspannen. Es hilft Ihnen, wenn Sie diesen Vorgang hören können; so erleben Sie die Entspannung besser. Die Übung lässt sich besser durchführen, wenn man allein ist, denn da kann man ohne Hemmungen stöhnen.

Sie werden nicht viel von der Bewegung spüren, Sie können diese vielleicht nur ahnen. Es gibt jedoch eine Möglichkeit, um ganz sicher festzustellen, wie der Beckenboden an der Bewegung des Atemholens beteiligt ist. Diese will ich nun beschreiben, obwohl ich bedauerlicherweise zugeben muss, dass man diese Stellung nicht einnehmen kann, falls man einen langen Leib und kurze Arme hat. Im umgekehrten Fall klappt es jedoch sehr gut.

● **Tiefes Ein- und Ausatmen in Seitenlage**. Sehen Sie sich Abbildung 31 an. Sie liegen auf der Seite und winkeln das oben liegende Bein an. Der obere Arm liegt längs des

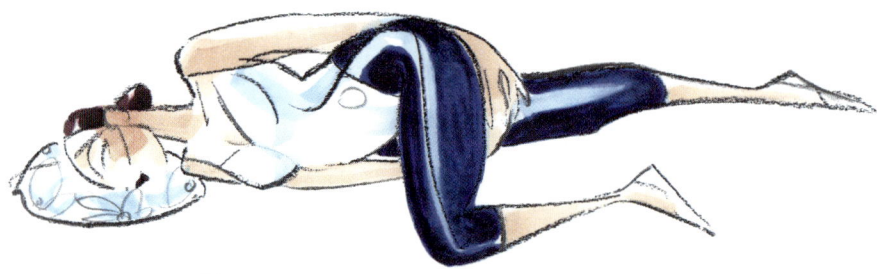

Abb. 31

Legen Sie sich auf die Seite und bedecken Sie mit Ihren Händen den Beckenboden. Erleben Sie Ihre tiefe Atmung und spüren Sie Ihren Beckenboden.

Rückens, der untere längs des Bauches. Die Hände sind gefaltet und bedecken den ganzen Beckenboden. Da liegen Sie nun – ganz entspannt – und erleben Ihre tiefe Atmung.

Dieser Versuch gelingt am besten nach einer Anstrengung, die Sie atemlos gemacht hat: Seilspringen, Joggen oder Ähnliches. Dann sind die Atembewegungen nämlich groß. Es wogt in Ihnen. Und weil der obere Arm die Bewegung der Lenden und der untere die des Bauches hemmt, gibt der »Boden« umso mehr nach.

Nach dieser Übung werden Sie keinen Zweifel mehr darüber hegen, dass der Beckenboden ein Teil Ihrer Ganzheit ist.

Frauen der älteren Generation, die sich nicht viel bewegen, nicht tanzen oder zur Gymnastik gehen und vielleicht gelernt haben, dass es nicht »zum guten Ton« gehört, mit den Hüften zu schwingen, würden besonders von Kursen profitieren, in denen Verspannungen im Hüftbereich gelockert und Dehnungsübungen gemacht werden. Damit nimmt die Beweglichkeit zu. Im Übrigen sollte das ganze Beckengebiet (Hüfte und Lende) gut bewegt werden, um sich diesen Teil des Körpers bewusster zu machen.

Der männliche Beckenboden

Obwohl das Thema dieses Buches Inkontinenz bei Frauen ist, seien – aufgrund von Reaktionen auf frühere Artikel zu diesem Thema – hier einige allgemeine Bemerkungen über den männlichen Beckenboden hinzugefügt.

Anatomie

Wenn man die Anatomie betrachtet, gilt für beide Geschlechter im Wesentlichen das gleiche Prinzip. Der männliche Beckenboden ist jedoch stabiler, da er kleiner und nur an zwei Stellen unterbrochen ist.

Der männliche Beckenboden ist weniger belastet, nicht nur, weil er keiner Schwangerschaft und Geburt ausgesetzt wird, sondern auch, weil weniger Organsenkungen vorkommen. Vergleichen Sie das Profil eines übergewichtigen Mannes mit dem einer übergewichtigen Frau. Der Bauch des Mannes wölbt sich oberhalb der Beckenpartie nach vorn – der der Frau sinkt nach unten.

Auch wenn das männliche Becken weniger belastet ist als das weibliche, profitiert der Mann von einem Training der Beckenbodenmuskulatur.

Dennoch kann auch der Mann Probleme mit zu häufigem Harnlassen haben und aus einem Training der Beckenbodenmuskulatur seinen Nutzen ziehen.

Hämorrhoiden

Ein anderes, relativ häufig vorkommendes »männliches« Problem sind Hämorrhoiden. Sie sind Zeichen eines geschwächten Kreislaufs; deshalb sind Venenpumpübungen auch für Männer außerordentlich nützlich. Deren Wirkung auf den Kreislauf ist nicht nur für die Verdauung und als Waffe gegen Hämorrhoiden von Bedeutung, sie kommt auch sämtlichen Organen im Becken zugute.

Ein typisch männliches Problem und Ausdruck eines geschwächten Kreislaufs sind Hämorrhoiden. Venenpumpübungen können helfen.

Eine leichte und nützliche Venenpumpübung für Männer, speziell im Hinblick auf Beckenboden und Hämorrhoiden, ist folgende:

Setzen Sie sich aufrecht hin, spannen Sie ganz fest die Gesäßmuskeln an und versuchen Sie, den Beckenboden mitzunehmen.

■ Venenpumpübung für Männer

Setzen Sie sich aufrecht hin, spannen Sie die Gesäßmuskeln an (je fester, desto besser) und versuchen Sie, den Beckenboden mitzunehmen. Sie sollen spüren, wie Sie gleichsam ein wenig angehoben werden.

Entspannen Sie wieder, damit sich das Gesäß abflacht. Führen Sie diese Übung ungefähr 10-mal rhythmisch durch, so dass Sie die Pumpwirkung als prickelnde Wärme spüren.

Wie geht es weiter?

Aus den bisherigen Ausführungen wird deutlich, dass die meisten Frauen ohne Aufklärung und ohne Training einem Alter mit Inkontinenz und den sich daraus ergebenden physischen und psychischen Problemen entgegensehen. Das ist ein deprimierender Gedanke, den zu akzeptieren ich mich weigere. Seitdem ich mich mit diesem Thema beschäftige, habe ich darüber nachgedacht, warum die Dinge so sind. Irgendwo muss ein Fehler liegen.

Ohne Aufklärung und gezieltes Training werden viele Frauen im Alter an Inkontinenz leiden. Die Folgen dieser Erkrankung sind neben körperlichen auch zahlreiche seelische Beschwerden.

Wenn das Problem so gravierend ist, dann deutet einiges darauf hin, dass der überbeanspruchte Beckenboden der Preis für die aufrechte Körperhaltung des Menschen ist und dass dieser Preis von dem in dieser Hinsicht schwächeren Geschlecht bezahlt wird. Die unzureichende Widerstandskraft kann zum Teil eine Folge des mangelhaften oder einseitigen Gebrauchs der Beine sein; vielleicht ist sie auch dem Aufwachsen in einem Kulturkreis zuzuschreiben, der keine Tradition in der Ausbildung der Liebeskunst hat.

Die Statistik bestätigt, dass die Angaben des Lehrbuchs korrekt sind: »Ca. 50 % aller Frauen lassen unfreiwillig kleine Mengen Harn …«. Es bedeutet eine Vernachlässigung der naturgegebenen Mittel, wenn das Beckenbodentraining nicht als Behandlungsmethode angeführt wird. Das Verschweigen des Problems hat zur Folge, dass es nicht gelöst wird.

Das Verschweigen des Problems hat zur Folge, dass es nicht gelöst wird.

Der vermutete Fehler kann somit vier Faktoren enthalten:

- zu große Belastung
- zu geringe Widerstandskraft
- Vernachlässigung der naturgegebenen Besserungsmöglichkeiten
- Verschweigen des Problems

Jeder dieser vier Faktoren kann verändert werden:

- Die Belastung kann mithilfe von Venenpumpübungen herabgesetzt werden.
- Die Widerstandskraft kann durch wirksames Training erhöht werden, so dass die Belastung gering gehalten wird.
- Die der Natur zur Verfügung stehenden Mittel sind dadurch gewürdigt und in Anspruch genommen.
- Das Stillschweigen wird gebrochen, wenn man Aufklärung betreibt und Unterricht erteilt und wenn Sie selbst weitererzählen, wie Ihr eigenes Training sich positiv ausgewirkt hat.

Verlassen Sie sich nicht allein auf den Arzt, sondern vor allem auf sich selbst und auf die Erfahrungen anderer, die an Inkontinenz leiden.

Daraus ergibt sich die Folgerung, dass Sie – als betroffene Frau – und nicht die Ärzte das Inkontinenzproblem lösen müssen. Mit diesem Buch und der hier dargestellten Methode sollte es möglich sein, das Problem in den Griff zu bekommen. Auch die im Folgenden beschriebenen Maßnahmen und Hilfsmittel können Ihnen weiterhelfen.

Weitere Maßnahmen und Hilfsmittel

Fassen wir noch einmal zusammen: Stress- bzw. Belastungsinkontinenz ist die häufigste Form der Harninkontinenz bei Frauen. Ursache für diese Blasenschwäche ist der Druck bei körperlichem Stress – Laufen, Lachen, Niesen, Husten, Pressen –, der den zu niedrigen Verschlussdruck des Schließmuskels übersteigt, so dass unwillkürlich etwas Urin abgeht. Ein schwacher Schließmuskel und schlaffer Beckenboden, etwa durch Schwangerschaft und Geburt, Verletzungen, Östrogenmangel oder zunehmende Gewebs- und Muskelschwäche im Alter sind hierfür verantwortlich. Auch Lageveränderungen von Harnblase, Harnröhre oder Gebärmutter können die Inkontinenz hervorrufen.

Die häufigste Inkontinenzform bei Frauen ist die Stressinkontinenz. Bei körperlichen Belastungen wie Laufen, Husten, Niesen, Tragen geht unwillkürlich etwas Urin ab.

Aktive Mitarbeit und Stimulation

Leichtere Formen der Stressinkontinenz lassen sich in den meisten Fällen durch gezieltes Beckenbodentraining, das von Biofeedback oder Elektrostimulation (siehe Seite 84–87) begleitet wird, mildern bzw. ganz heilen.

Für Frauen, die sich ihrer Beckenbodenmuskulatur nicht richtig bewusst und bezüglich des Erfolges ihres Trainings nicht ganz sicher sind oder ihren Beckenboden zusätzlich kräftigen möchten, können folgende Produkte hilfreich sein:

Auf dem Markt sind etliche Hilfsmittel erhältlich, die das Leben erleichtern können.

● **Vaginalkonen** Hierbei handelt es sich um tamponartige Gewichte, die in die Scheide eingeführt werden. Die Konen müssen aktiv gehalten werden, was die Beckenbodenmuskulatur anspannt und verstärkt. Der Hersteller Femcon® bietet ein Set aus fünf tamponförmigen Konen mit verschiedenem Gewicht an. Es geht darum, ein sich steigerndes Gewicht in der Scheide »festhalten« zu können.[7]

---

[7] Ausführung von der Übersetzerin (Dr. Erika v. Herbst)

Vaginalkugeln, die in die Scheide eingeführt werden, verstärken die Muskulatur des Beckenbodens.

● **Vaginalkugeln** Die hohlen Doppelkugeln sind mit Gewichten versehen. Auch sie werden in die Scheide eingeführt. Durch Kontraktion der Beckenbodenmuskulatur muss die Kugel aktiv gehalten werden, was die Muskulatur verstärkt. Ursprünglich dienten Vaginalkugeln im asiatischen Raum dazu, den »Liebesmuskel«, wie der Beckenboden dort genannt wird, zu kräftigen und auf diese Weise die sexuelle Lust zu steigern.[8]

● **Ballonmethode** Zum einfachen Selbsttraining eignet sich auch ein luftgefüllter Ballon, der in die Vagina gelegt und mit einem Druckmesssystem (Perineometer) verbunden wird. So erhalten Sie sichere Auskunft über Qualität und Quantität der Kneifübungen. Am Ballondruckanstieg ist die Aktivität der Beckenbodenmuskulatur zu erkennen. Wohl am bekanntesten ist der in den USA hergestellte Perineal Exerciser.[9]

Biofeedback durch Perineal Exerciser

Der Perineal Exerciser ist sowohl als Trainingshilfe als auch zur späteren Erfolgskontrolle geeignet.

1951 erfand der amerikanische Gynäkologe Dr. Arnold Kegel das so genannte Perineometer zur Stärke-Messung der Beckenbodenmuskulatur und als Trainingshilfe. Es handelte sich um eine Art länglichen Gummiballon, der, in die Scheide eingeführt, beim Zusammenkneifen der Beckenbodenmuskulatur den Druck aufnimmt. Dieser ist mit einem dünnen Schlauch an einen Manometer angeschlossen, der den ausgeübten Druck anzeigt. Auf diese Weise kann man seinen anfänglichen Ausgangswert feststellen, den täglichen Übungseinsatz kontrollieren und den Trainingserfolg in einem gewissen Zeitraum nachweisen.

Leider war dieses praktische Gerät lange Jahre nicht mehr erhältlich, bis die amerikanische Firma »Milex« (Chicago) wieder einen Perineal Exerciser nach Dr. Kegels Modell auf den Markt brachte. Eine solche Anschaffung ist überaus empfehlenswert, denn ein Perineal Exerciser hat auch

---

[8] Anmerkung der Lektorin (Annerose Sieck)
[9] Ausführung von der Übersetzerin (Dr. Erika v. Herbst)

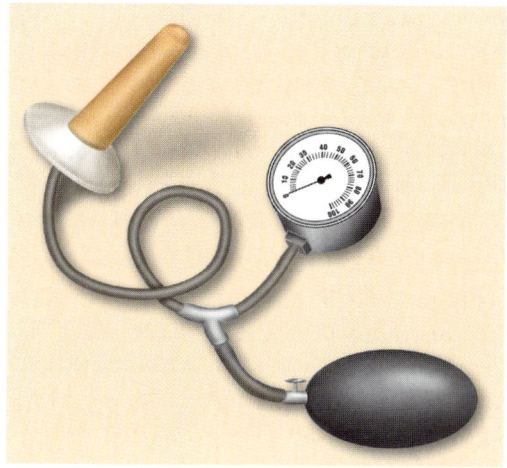

Abb. 32

nach erfolgreicher Übungsperiode noch lange nicht ausgedient: Die gewonnene Muskelstärke soll ja lebenslang erhalten bleiben und kann so immer wieder einmal kontrolliert werden.

Vor allem der pädagogische Wert dieses Übungsgerätes ist unschätzbar. Denn – wer möchte nicht gerne seinen Übungserfolg schwarz auf weiß sehen? Viele Frauen erlahmen nämlich in ihrem Trainingseifer, wenn sie nicht schnell genug den Erfolg ihrer Bemühungen feststellen können … und manche geben sogar ganz auf. Mit dem Perineal Exerciser können jedoch auch bescheidene Verbesserungen abgelesen werden und der Mut geht nicht so leicht verloren. Der Blick auf das Manometer erlaubt keinen Zweifel darüber, ob Sie überhaupt kneifen (oder vielleicht ganz andere Muskeln strapazieren …), wie stark Sie kneifen können und wie lange Sie beim Training »gut« kneifen können. Wir haben es ja leider mit recht verborgenen Muskeln zu tun, aber ihre Funktion kann auf diese Weise sichtbar werden. Mit dem Exerciser erkennen Sie schnell, dass Sie einmal einen schlechten Tag haben und das Training besser auf den nächsten verschieben sollten oder wann der Ermüdungszeitpunkt eintritt und Sie es für diesmal gut sein lassen sollten.

Übungserfolg, den Sie schwarz auf weiß sehen können: Das Manometer zeigt an, wie gut Sie kneifen können.

85

Beim allmählichen »Hinaufarbeiten auf der Skala« entsteht auch ein gewisser Ehrgeiz, man sagt zu sich selbst: »Na, wenn du es bis hierher geschafft hast, kannst du sicher noch mehr schaffen!« – Das gilt sowohl für das tägliche Training als auch für einen längeren Zeitraum. Die sportliche Herausforderung gibt neue Energie.

Für Frauen, die Schwierigkeiten haben, ihre Beckenbodenmuskulatur zu fühlen, ist die Elektrostimulation eine wertvolle Ergänzung.

● Elektrostimulation: Die Elektrostimulation ist eine wertvolle Ergänzung zum Beckenbodentraining. Im Prinzip handelt es sich bei den Stimulisierungsgeräten um tamponförmige Elektroden, die in die Scheide eingeführt werden und elektrische Impulse abgeben, welche die Beckenbodenmuskulatur automatisch zusammenziehen. Die Elektrode ist durch eine Leitung mit dem Handgerät verbunden, mit dem sich die Stärke der Impulse regulieren lässt.[10]

Die Elektrotherapie – bewährtes Hilfsmittel[11]

Ich möchte an dieser Stelle mit aller Deutlichkeit betonen, dass die Elektrostimulation nicht als Ersatz für das eigene Muskeltraining angesehen werden kann. Rein technisch ist das Problem nicht zu lösen, als Hilfsmittel betrachtet hat sich Elektrostimulation jedoch speziell in drei Fällen sehr gut bewährt.

Die Elektrostimulation ist kein Ersatz für das eigene Muskeltraining, sie ist lediglich ein Hilfsmittel zur Erleichterung der Übungen.

Die in die Scheide eingeführte Elektrode sendet Impulse in der Frequenz von 50 Hz aus, die in rhythmischem Verlauf die Beckenbodenmuskeln automatisch zusammenziehen und wieder lösen. Für welche Frauen ist die Elektrostimulation geeignet?

- Frauen, die ihre Beckenbodenmuskulatur nicht wahrnehmen und deshalb nicht üben können, erfahren auf diese Weise ein starkes »Aha-Erlebnis«. Sie spüren die Lage und Funktion dieser Muskelgruppe und können mit dem zielgerichteten Training beginnen.
- Frauen, die regelmäßig geübt haben und den Mut verlieren, weil der Erfolg ihrer Bemühungen zu wünschen übrig lässt, können durch Elektrostimulation wieder

---

[10, 11] Ausführung von der Übersetzerin (Dr. Erika v. Herbst)

»angekurbelt« werden. Sie hilft gewissermaßen, eine Hürde zu überwinden, wonach sich die Lust am eigenen Training wieder einstellt.

- Frauen, die sich eine Muskelentzündung (Myositis) zugezogen haben, weil sie nicht korrekt geübt haben. Das heißt, sie haben die Entspannung nach der Anspannung nicht ernst genug genommen und leiden jetzt an schmerzhaften Muskelknoten (nicht zu verwechseln mit »Muskelkater«, der vorübergehend bei zu heftigem Training auftreten kann, aber schnell wieder abklingt). Zur Behebung der Myositis ist Elektrostimulation sehr wirkungsvoll: Sie arbeitet die Muskeln gründlich durch, löst Spannungen auf und korrigiert Trainingsfehler.

Die Elektrostimulation arbeitet die Muskeln gründlich durch und ist deshalb sinnvoll bei der Behandlung einer Muskelentzündung (Myositis).

Weil die Stärke der Impulse mittels des Handgerätes von der Frau selbst reguliert werden kann und man immer sanft beginnen wird, ist eine Behandlungsdauer von 20 Minuten nicht unangenehm. Sie lässt sich in gewisser Weise mit Massage vergleichen. Wem die Anschaffung eines solchen Gerätes zu kostspielig ist, bietet sich ein Gynäkologe an, der mit Elektrostimulation behandelt. In vielen Fällen ist die Elektrostimulation auf eine Frequenz von 10 Hz eingestellt, wobei die Wirkung auf die Nervenbahnen der Blase zielt. Sie ist auch bei Dranginkontinenz wirkungsvoll, hier muss man jedoch mit einer länger dauernden Behandlungsperiode rechnen.

Die Behandlung lässt sich mit einer Massage vergleichen und sollte etwa 20 Minuten dauern.

Schwangere Frauen oder Frauen, die einen Herzschrittmacher tragen, dürfen sich auf gar keinen Fall einer Elektrotherapie unterziehen.[12]

Effektive Soforthilfe

Da Harninkontinenz oft mit Organsenkungen verbunden ist und es eine Weile dauern kann, bis man mittels Beckenbodenübungen die anatomischen Verhältnisse verbessert oder wieder hergestellt hat, kann man sich zur Erleichte-

---

[12] Anmerkung der Lektorin (Annerose Sieck)

rung dieser Periode verschiedener Produkte bedienen, zum Beispiel:

● **ProDry- oder Contam-Tampons**: Es sind dies tamponähnliche Einmalprodukte, die, in die Scheide eingeführt, Harnblase und Harnröhre stützen und in der richtigen Position festhalten.

Je nach Schweregrad der Inkontinenz können bereits Tampons oder Pessare helfen.

● **Coloplast**: Im Vergleich mit den genannten Tampons ein zierlicheres Gebilde, das hauptsächlich den Verlauf der Harnröhre stützt und mithilfe eines Plastikspatels eingeführt wird. Auch hier handelt es sich um ein Einmalprodukt.

● **Pessare**: Die Verwendung von Ring- und Schalenpessaren muss ärztlich begleitet werden. Etwa alle drei Monate werden die aus Silikon bestehenden Pessare vom Frauenarzt entfernt und desinfiziert, der Zustand der Schleimhäute kontrolliert und eventuell behandelt. Erst danach kann das Pessar wieder eingesetzt werden. Wesentlich leichter zu handhaben ist das aus Gummi bestehende Würfelpessar nach Arabin, das mit einem Zugfaden versehen ist. Die Betroffene kann es mithilfe einer Gleitcreme oder Hormoncreme (dies ist vor allem in und nach den Wechseljahren angezeigt) einsetzen und auch leicht wieder herausnehmen. Es muss nicht desinfiziert werden, die Reinigung des Pessars mit warmem Wasser und Seife nach dem Tragen reicht völlig aus.[13]

Das Würfelpessar nach Arabin kann von der Frau selbstständig verwendet werden, nachdem der Arzt die passende Größe festgestellt hat.

■ Im Visier: Dr. Arabins Würfelpessar

Ein besonderer Glücksgriff bei einem schwachen Beckenboden ist das Pessar nach Arabin. Im Gegensatz zu den klassischen Ring- oder Schalenpessaren zur Stütze abgesunkener Unterleibsorgane, die ärztlich betreut werden müssen, kann das Würfelpessar von der Frau selbst gehandhabt werden, nachdem vom Arzt die passende Größe festgestellt worden ist. Idealerweise und von den Ärzten so vorgesehen, platziert die

---

[13] Ausführung von der Übersetzerin (Dr. Erika v. Herbst)

Frau den Würfel am Morgen, wenn sie aufsteht, und nimmt ihn am Abend vor dem Schlafengehen wieder heraus.

Das Würfelpessar stützt die inneren Organe bei verschiedenen anstrengenden Tätigkeiten im Laufe des Tages und es lässt der vaginalen Schleimhaut nachts die Möglichkeit, sich zu regenerieren. Es behindert auch das Beckenbodentraining nicht, ja, in manchen Fällen verbessert es sogar das Muskelgefühl. Und nicht selten erlebt man, dass die Frau auf diese Weise schneller ihre verbesserte Beckenbodenmuskulatur erkennt, wenn sie später und später am Tag das Bedürfnis verspürt, den Würfel zu verwenden. Zum Schluss wird das Pessar nur noch dann eingesetzt, wenn ein körperlich anstrengender Tag oder sportliche Belastungen bevorstehen.

Das Einsetzen und Herausnehmen des Würfels ist so einfach, dass selbst ältere Frauen dies leicht schaffen können. Nach der Menopause empfiehlt sich die Anwendung einer östrogenhaltigen Creme, die sowohl als Gleitmittel wie auch zur Regenerierung der Schleimhaut dient.

Das Würfelpessar stützt die inneren Organe bei anstrengenden Tätigkeiten und körperlicher Belastung. Es wird morgens eingesetzt und abends wieder herausgenommen, damit die vaginale Schleimhaut sich regenerieren kann.

● **Einlagen und Unterwäsche** Eine wichtige Rolle für die Lebensqualität der Betroffenen spielt natürlich auch der Inkontinenzschutz. Mittlerweile gibt es ein umfangreiches Angebot an aufsaugenden Hilfs- und Schutzmitteln, die es den Betroffenen ermöglichen, weiterhin aktiv am Leben teilzunehmen. Je nach Menge des unwillkürlichen Harnverlustes oder Häufigkeit spezieller Situationen können Sie unter verschiedenen Produkten wählen. Dies gilt sowohl für die Einlagen, die sich mittels eines Klebestreifens an der Unterwäsche befestigen lassen als auch für die Unterwäsche. Das Tragen von Inkontinenz-Vorlagen zwingt viele Menschen zum Tragen von unattraktiver, unbequemer und aus unkomfortablem Material hergestellter Inkontinenz-Wäsche. Doch auch hier hat sich in den letzten Jahren einiges getan: Beispielsweise finden sich in der Kollektion von »Russka« sehr hübsche, elegante Aktiv-Slips in modernem Spitzendesign. Die Aktiv-Wäsche besteht aus angenehmem Material mit viel Baumwolle und bietet eine Vorrichtung für eine sicher sitzende aufsaugende Einlage bei leichter und mittlerer Inkontinenz. Zweckmäßigkeit lässt sich also

Frauen, die an Inkontinenz leiden, müssen heute nicht mehr mit Großmutters »Liebestötern« herumlaufen.

auch mit Schönheit verbinden – ein wichtiger Aspekt für jüngere Frauen.[14]

Behandlung mit Medikamenten und Hormonen

Wenn die konservative Behandlungsmethode wie Beckenbodentraining, Biofeedback und Elektrostimulation nicht den gewünschten Erfolg bringt, eine Operation aber nicht angebracht ist, gibt es noch die Möglichkeit, Medikamente oder Hormone einzusetzen.

Medikamentöse Therapie[15]

Bei Stressinkontinenz werden nur selten Medikamente eingesetzt. Als begleitende Therapie kann die Gabe von so genannten alpha-adrenergen Wirkstoffen jedoch sinnvoll sein.

Medikamente werden vor allem bei der Dranginkontinenz eingesetzt, um die Blasenmuskulatur zu entspannen. Betroffene müssen nicht mehr so häufig auf die Toilette und können ihre Blase besser kontrollieren. Die Medikamente (Anticholinergika, Spasmolytika, trizyklische Antidepressiva) sind verschreibungspflichtig.

Bei der Stressinkontinenz werden Medikamente eher selten eingesetzt, allerdings können sie als begleitende Therapie in einigen Fällen sinnvoll sein. Im Allgemeinen verwendet man Substanzen, die kräftigend auf den Schließmuskel der Blase wirken können, so genannte alpha-adrenerge Wirkstoffe wie die verschreibungspflichtige Substanz Midodrin oder Phenylpropanolamin.

Östrogene[16]

Weibliche Geschlechtshormone (Östrogene) können in vielen Fällen – vor allem bei älteren Frauen jenseits der Menopause – die Beschwerden der Inkontinenz lindern. In und nach den Wechseljahren macht sich der Abfall der

---

[14] Ausführung von der Übersetzerin (Dr. Erika v. Herbst)
[15] Anmerkung der Lektorin (Annerose Sieck)
[16] Ausführung von der Übersetzerin (Dr. Erika v. Herbst)

Östrogenproduktion auch in der Harnröhre bemerkbar. Die Schleimhaut in der Scheide und in der Harnröhre ist sehr hormonabhängig, daher »schrumpft« das Gewebe mit zunehmendem Alter. Wenn Sie sich die Abbildung 33 ansehen, die je einen Harnröhrenquerschnitt bei einer jungen Frau (oben) und einer postmenopausalen Frau (unten) zeigt, werden Sie unschwer erkennen können, dass der Unterschied zwischen der jugendlichen und der älteren Verfassung groß ist, und dass es bei letzterer ungleich schwieriger sein muss, »dicht zu machen«.

Die Schleimhäute in Scheide und Harnröhre sind hormonabhängig. In zunehmendem Alter schrumpft das Gewebe. Vor allem Frauen jenseits der Menopause sind von der sinkenden Östrogenproduktion betroffen.

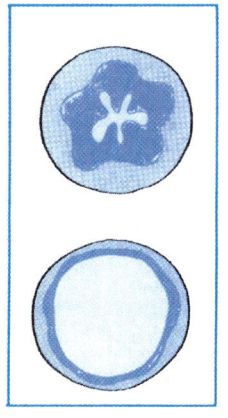

Abb. 33: Harnröhrenquerschnitt: oben bei einer jungen Frau (dicke Schleimhaut), unten bei einer postmenopausalen Frau, die nicht mit lokaler Östrogentherapie behandelt wird.

In diesem Fall ist durch die Anwendung von Hormoncremes oder Scheidenzäpfchen relativ leicht Abhilfe zu schaffen. Beide wirken nur in einem eng begrenzten Gebiet, also lokal, d. h. auf die Schleimhaut in Scheide und Harnröhre, die aneinander liegen. Auch Frauen, die eine allgemeine Hormonsubstitution in und nach den Wechseljahren ablehnen, können diese Präparate deshalb bedenkenlos anwenden. Der Erfolg stellt sich rasch ein, und manche Frauen haben allein schon damit ihr Inkontinenzproblem gelöst. Als Nebengewinn bekämpfen die Substanzen die zunehmende Trockenheit der Scheide, die in und nach den Wechseljahren ein weit verbreitetes Problem ist.

Lokal eingesetzte Hormoncremes oder Scheidenzäpfchen können Abhilfe schaffen und bekämpfen nebenher die zunehmende Trockenheit in der Scheide, die nach den Wechseljahren ein weit verbreitetes Problem ist.

Die verschiedenen Präparate sind rezeptpflichtig. Lassen Sie sich von Ihrem Arzt beraten, und finden Sie selbst heraus, welches Mittel für Sie am angenehmsten oder wirkungsvollsten ist. Neben Vaginalcremes stehen Kapseln, Tabletten oder Vaginalringe zur Auswahl.

Operative Eingriffe[17]

Versagt die konservative Therapie und handelt es sich um eine besonders schwerwiegende Form der Stressinkontinenz, können die Begleiterscheinungen durch eine Operation behoben werden.

Bei besonders schwerwiegenden Formen der Stress- bzw. Belastungsinkontinenz – schlaffe Beckenbodenmuskulatur, Senkung der Gebärmutter, Harnblase oder Harnröhre – oder wenn die konservative Therapie erfolglos war, können die Begleiterscheinungen der Harninkontinenz durch einen operativen Eingriff behoben werden.

Kolpossuspension (nach Burch)

Standard war lange Zeit die so genannte Kolpossuspension (kolpos = Scheide, suspension = Aufhängung). Bei dieser Operationsmethode hebt der Chirurg den Blasenhals und den oberen Teil der Harnröhre an. Die Beweglichkeit des Blasenhalses wird damit verringert und der Verschlussdruck der Harnröhre normalisiert sich. Inzwischen ist dieser Eingriff nicht nur offen (abdominell), sondern auch per Bauchspiegelung (Laparoskopie) möglich, die wesentlich weniger belastend für die Frauen ist. Die Erfolgsquote liegt bei 70 %.

Das TVT-Schlingenverfahren

Überlegene Technik bei Stressinkontinenz ist die 1995 vom schwedischen Arzt Prof. Ulmsten entwickelte TVT-Methode.

Überlegene Technik bei Stressinkontinenz infolge Organsenkungen ist mittlerweile die so genannte TVT-Methode (Tension free Vaginal Tape = spannungsfreies Vaginalband), die 1995 von dem schwedischen Arzt Prof. Ulmsten (Uppsala) gemeinsam mit einem Ärzteteam entwickelt wurde. Mittlerweile zählt dieses einfache und für die betroffenen Frauen wenig belastende Verfahren europaweit zur Standard-Operationsmethode bei Stressinkontinenz. Die Entwicklung ist sicherlich als Meilenstein zu betrachten. Die hohe Erfolgsrate von 90 % untermauert dies.

---

[17] Anmerkung der Lektorin (Annerose Sieck)

In örtlicher Betäubung werden zwei kleine Hautschnitte oberhalb des Schambeins und ein Hautschnitt unter der Harnröhre im Bereich des Scheideneingangs gesetzt. Durch zwei kleine Kanäle, die links und rechts neben der Harnröhre geschaffen werden, wird das Band von der Scheide aus hinter dem Schambeinknochen nach vorn zu den beiden kleinen Hautschnitten geführt. Man zieht nun die Enden des Bandes hoch und hebt so die Harnröhre spannungsfrei an. Das Band gibt dem mittleren Teil der Harnröhre (Urethra) bei Belastung Halt und verhindert den unkontrollierten Urinabfluss. Es wird nicht angenäht, sondern haftet wegen seiner gitterförmigen Netzstruktur wie ein Klettverschluss selbst im Gewebe und wird von diesem nach kurzer Zeit durchwachsen.

Das spannungsfreie Vaginalband gibt dem mittleren Teil der Harnröhre bei Belastung Halt und verhindert den unkontrollierten Harnabgang.

Der große Vorteil dieser Methode liegt in der Möglichkeit, schon während der Operation den Erfolg des Eingriffes festzustellen, die Dichte der Harnfunktion zu überprüfen: Die Patientin wird schlicht aufgefordert, nach Anbringung des Kunststoffbandes um die Harnröhre zu husten. Die Lage des Bandes wird dabei so lange verändert, bis die optimale Position erreicht ist. Schon wenige Stunden nach der etwa 30-minütigen Operation kann die Betroffene nach unkompliziertem Verlauf wieder auf Toilette gehen, der stationäre Aufenthalt beträgt etwa ein bis drei Tage.

Der Erfolg des für die Patientin wenig belastenden Eingriffs wird schon während der Operation kontrolliert. Die Lage des Bandes wird so lange verändert, bis die optimale Position erreicht ist.

Außer bei Stressinkontinenz ist die TVT-Schlinge für Patientinnen geeignet, die bereits eine erfolglose Inkontinenz-Operation hinter sich haben. Auch bei gemischten Formen der Harninkontinenz kommt es durch diesen Eingriff zu einer deutlichen Verbesserung des Beschwerdebildes.

Adressen, die weiterhelfen

Eine ganz wichtige Einrichtung in Deutschland ist der gemeinnützige Verein »Gesellschaft für Inkontinenzhilfe e.V.« Bei dieser Stelle erhält man nicht nur umfangreiches Informationsmaterial, sondern auch Adressen der regionalen Beratungsstellen sowie die Anschriften von Selbsthilfegruppen in allen größeren Städten. Etliche Gruppen veranstalten regelmäßige Treffen mit Erfahrungsaustausch, was bei vielen Patientinnen gut aufgenommen wird.

GIH
Gesellschaft für Inkontinenzhilfe e.V.
Friedrich-Ebert-Straße 124
34119 Kassel
Telefon 0561/780604
Telefax 0561/776770
Internet: www.gih.de

Der Verein »Hilfe für inkontinente Personen e. V.« bietet Ratschläge und konkrete Anleitungen zum Training bei Harninkontinenz. Darunter befinden sich Beckenbodengymnastik sowie Informationen über Biofeedbacktraining und Elektrostimulation. Praktisch ist die Checkliste zur Vorbereitung auf den Arztbesuch, die Sie auf der Homepage abrufen können.

Hilfe für inkontinente Personen e. V.
Postfach 111322
40531 Düsseldorf
Telefon: 0221/5961216
Internet: www.hf-initiative.de

Stichwortverzeichnis